ママと、生まれるまえからお話できたよ。

せのおまさこ・もえみ［著］

池川クリニック院長
池川 明［監修］

二見書房

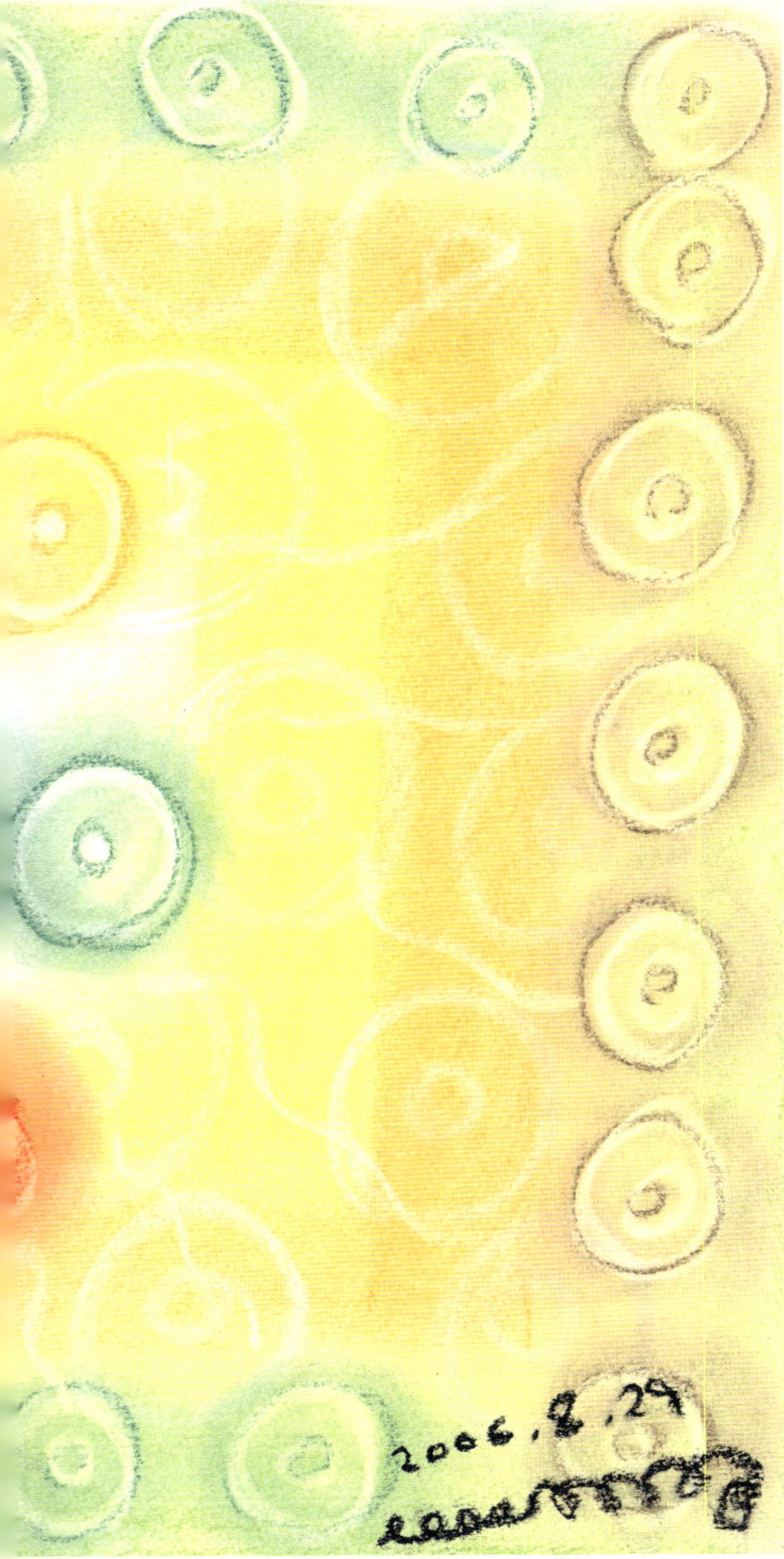
2006.8.29

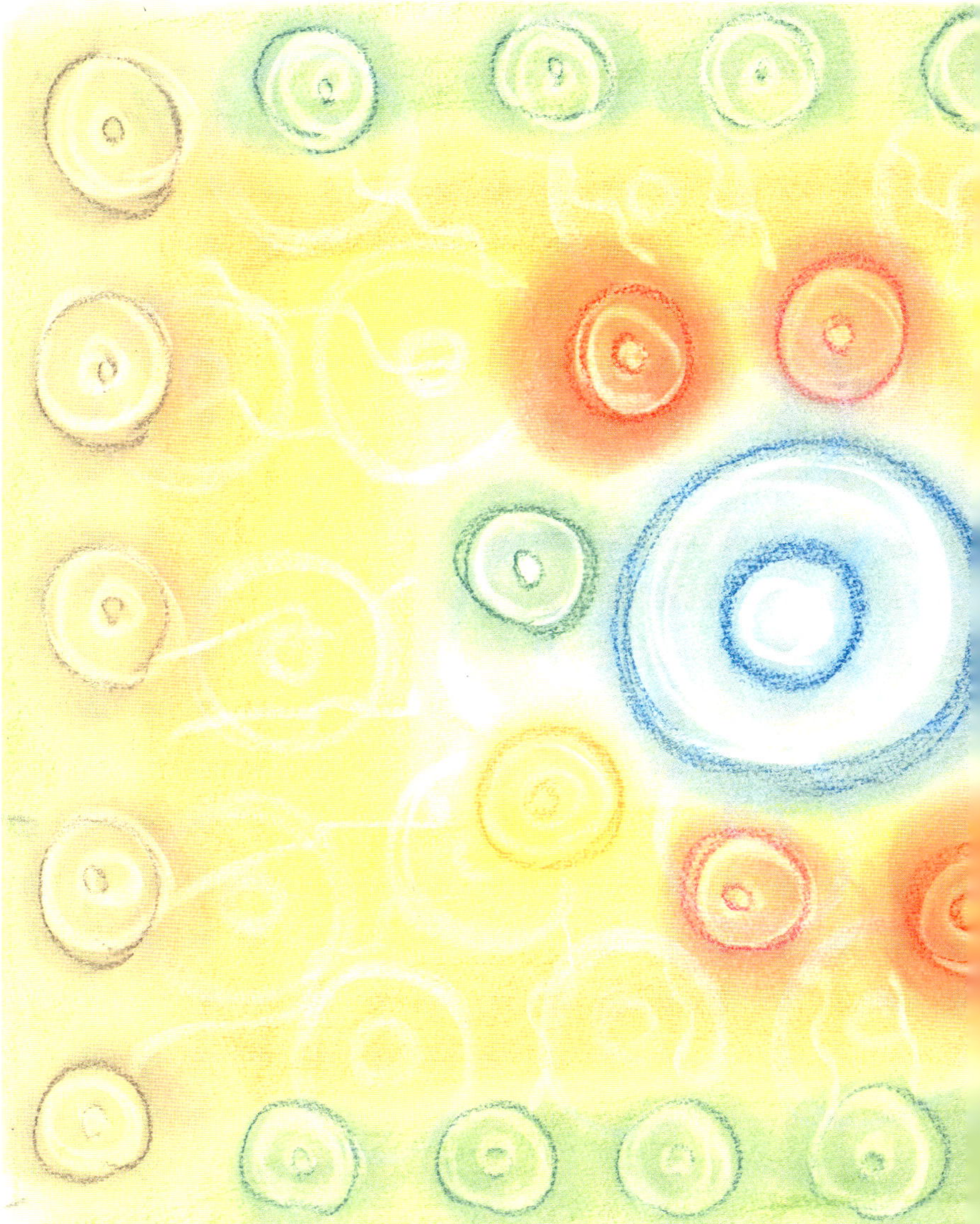

監修のことば

池川クリニック院長　池川明

私は、横浜市でお産をとり扱う診療所を開いています。開設以来、約1500名の妊婦さんがお産をなさいました。

同時に、胎内記憶や誕生記憶についての研究もおこなっています。「胎児にも意識があり、おなかの中でいろいろなことを感じている」とわかれば、妊娠中の絆作りに役立つのではと思ったのがきっかけです。そしてそれが、よりよいお産、豊かな子育てへとつながっていくと思ったからです。

調べてみると、じつにたくさんの子どもたち（大人の方も）が、おなかの中にいたときのことや生まれるときのことを覚えていました。中には、おなかに入る前の「雲の上」にいたときのことを詳しく話してくれる子もいました。

胎児にはたしかに意識や意志がある。それなら、胎児の思いや願いを直

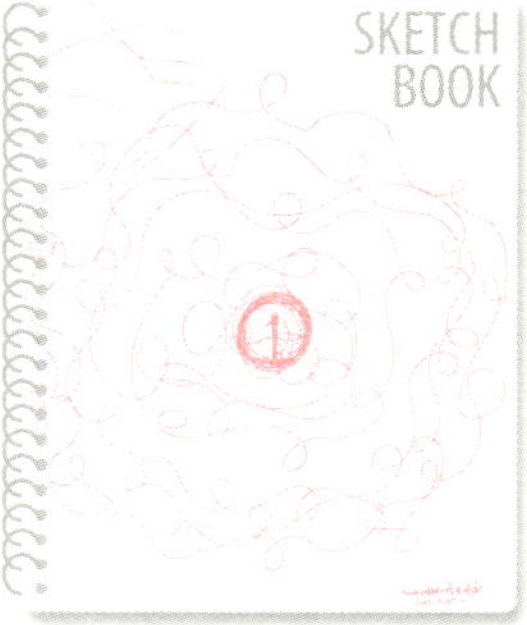

接聞きとることもできるかもしれない――だんだんそう思うようになりました。それができれば、妊娠中の過ごし方やお産の際の大きなヒントとなり、親子の絆もより強まるでしょう。

そこで、胎児とコンタクトする方法を探し始めました。ダウジングや筋反射を使う方法などを試しているうちに、直接、胎児とコンタクトがとれるという人が出てきました。直接胎児と話をできる人を「胎話士」といいますが、まだその存在を知らない方が多いでしょう。「胎児の気持ちをリーディングできる」と言いかえてもいいかもしれません。

講演会などで各地を回ると、各会場にひとりくらいは「胎児と話ができる」という方がいらっしゃるので、けっしてまれな存在ではないようです。流産や死産を経験した人では、旅だったご自分の赤ちゃんと直接話ができる人もいるようです。ただ、多くの人は赤ちゃんのメッセージを「気のせい」と思ってしまうようです。

そのうち、私に「会いたい」という胎児がいると聞きました。興味津々です。そこで出向いて話をしたのが、まだ胎児だった「もえちゃん」でした。

胎児のもえちゃんは、おかあさんの手を通して絵を描き、自動書記により自分の意志を伝えてきていました。そこには、おかあさんに日々してほしいこと、お産のときのアドバイスなどが書かれていました。

絵も最初は単純な線だったのが、次第に複雑になり、描き方もいろいろに変わっていくさまが見てとれました。もしこの現象が正しいとすると、胎児もメッセージを伝えるのに練習が必要だ、ということになりそうです。目の前で私にもメッセージを書いてくれました。

出産後、おかあさんは自動書記ができなくなったそうです。この出来事を信じる人、信じない人、それぞれおられるでしょう。どちらでもかまわないように思います。私は「胎児が何を伝えたがっているのか知りたかった。その内容にとても興味があった。だから聞きとってみた」だけなのです。

もえちゃんのメッセージは、その結果を信じれば、胎児が母親をおなかの中から守っているように思えます。胎児は母親への愛情にあふれ、母親を見守っていて、そして母親の一挙手一投足にハラハラドキドキしているようなのです。

もえちゃんは私に、「本を出したいので力をかしてほしい」と言いました。自動書記の内容がはたして受け入れられるのかという危惧はありましたが、幸いなことに、胎内記憶のシリーズを出してくださったリヨン社の渡辺さんが直接もえちゃんと会い、本書が生まれました。

私は産科医として、胎児にも「意識」がある、もしかしたら「意志」もあるかもしれない、ということを多くの方に知っていただきたいと思っています。科学的に本当かと言われると、たぶん永遠に結論は出ないでしょう。でも、世の中には、科学で証明できないことのほうが多いのではないでしょうか。

私には、子どもの心を見ない「形にこだわりすぎた」お産を求めすぎたために、心のあるお産がどんどん消えていっているように思えて仕方ありません。

けっして医療に守られたお産がダメだ、と言っているわけではありません。しかし、あまりにも医療が万能だと寄りかかりすぎて、胎児、子どもの「生まれたい」という思いが置き去りにされているように思えてならないのです。

胎児や赤ちゃんをイメージする力は、お産に力をもたらすと思います。自分たちの意識を変えるだけでお産が変わる可能性があるのです。

本書が、これからお産するおかあさんたちに、赤ちゃんを信じる大きな力を与えてくれるであろうことを、心より祈っております。

はじめに

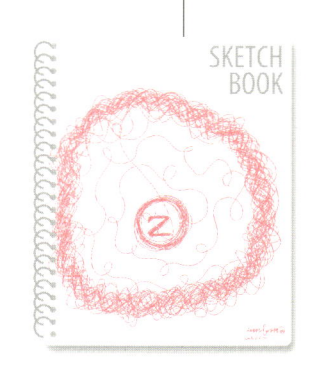

はじめまして。もえみの母、せのおまさこです。

この本は、もえみがまだ私のおなかにいた頃の、私ともえみとのコミュニケーションの記録です。

友人から「おなかの赤ちゃんと筆談でコミュニケーションできるらしい」と聞いた私は、妊娠7か月に入った頃、ペンを手にスケッチブックに向かってみました。すると自動的にすらすらと手が動き、1枚の絵ができあがりました。続いて短い文も書きあがりました。

もえみが私の手を通して、絵を描き、伝えたいメッセージを文章にしてくれたのです。

それから毎日、もえみが生まれる前日まで、絵を描き、メッセージ

を受けとりました。それはとても不思議で楽しい経験でした。

「ママ、だいじょうぶだよ」「ママ、ありがとう」。もえみは、妊娠中で落ちこみやすい私を、そう言っていつも励ましてくれました。心が温まり、つながっているという安心感がありました。

絵と文章でうめつくされたスケッチブックは、10冊におよびました。そして、もえみの「赤ちゃんはみなおかあさんとお話しできるってことを、たくさんの人に教えてあげてね」という思いを受け、このたび本にまとめることができました。

本書では、たくさんの絵とメッセージの中から抜粋して掲載しています。また、実際のメッセージはすべて平仮名で書かれていますが、ここでは読みやすいように片仮名や漢字もまじえています。

最後になりましたが、出版にあたりたいへんお世話になりました池川明先生と胎話士の末来《みき》見基《みき》さんに、お礼申しあげます。

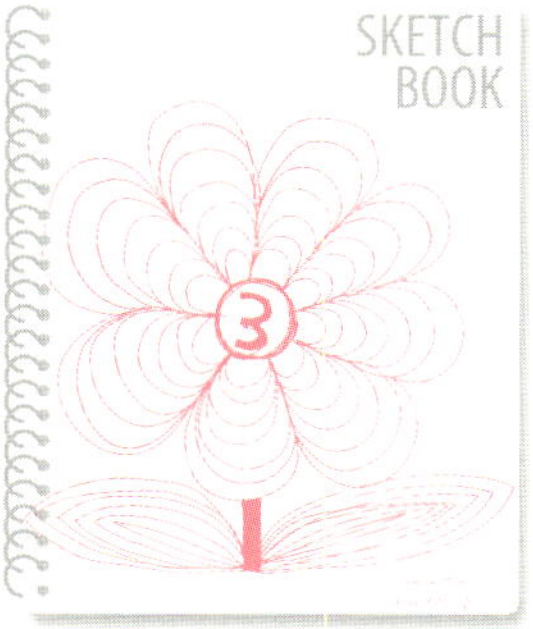

ブックデザイン――生沼伸子

妊娠週数と月数のかぞえかた

24週	25週	26週	27週	28週	29週	30週	31週	32週	33週	34週	35週	36週	37週	38週	39週
7カ月				8カ月				9カ月				10カ月			

出産予定日

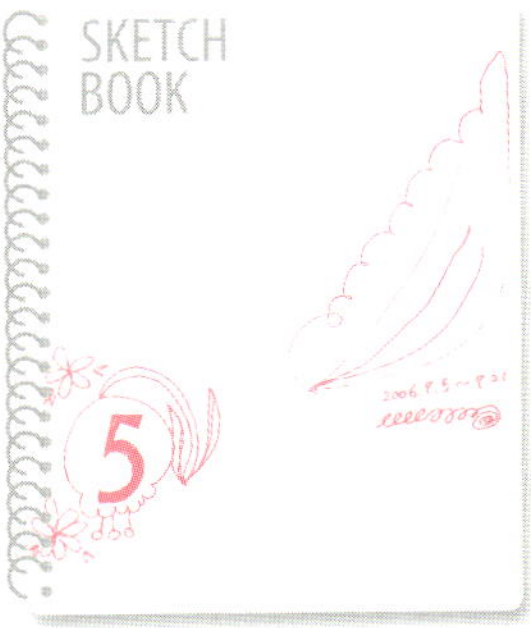

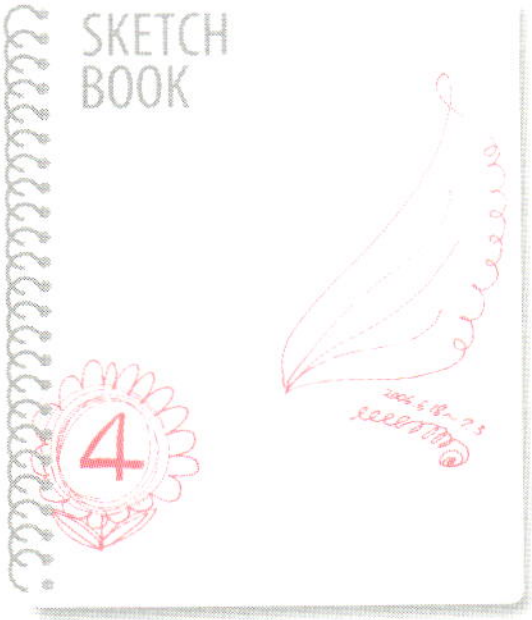

ママと、生まれるまえからお話できたよ。

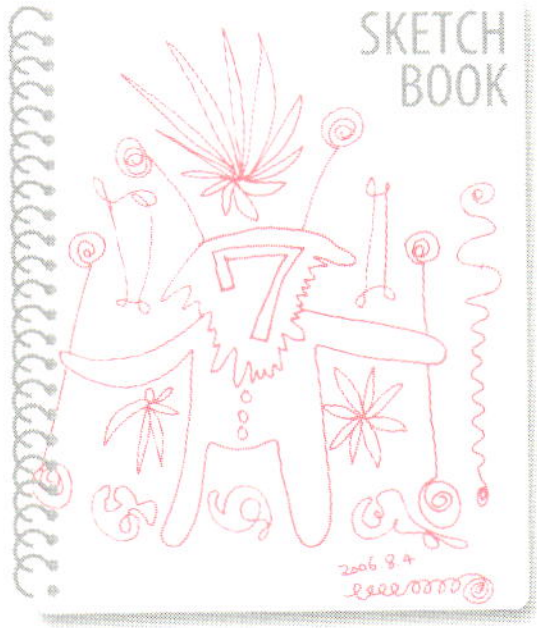

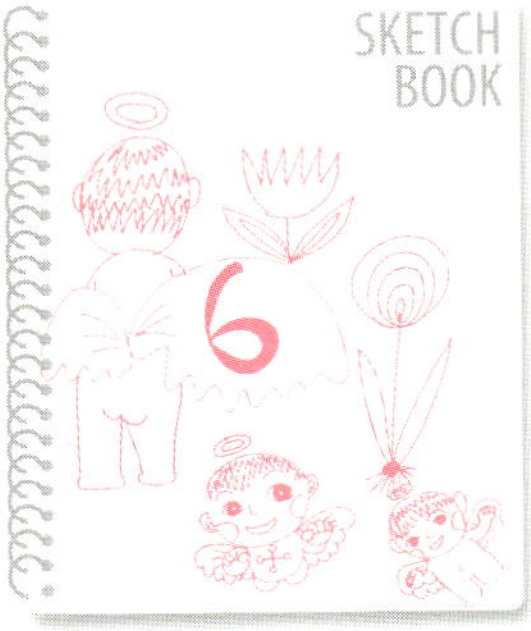

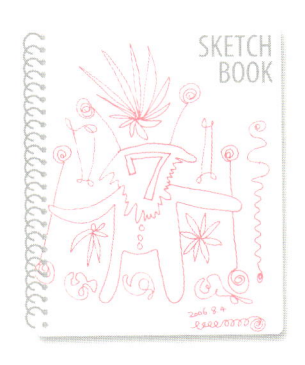

26週
01日

――どのおかあさんのところにいくかは？
自分できめる。
いつかもきめる。
――もえがきてくれてうれしいよ
ありがとう。

パパおかえり。
かえってくれてうれしい。

きょうは友だちにあってうれしかったよ。
友だちと話をしたらよろこんだよ。

——もえ用にと買ったクッションにパパがすわると
おとなはすわってはいけない。
子どもはいい。
もえをだっこしたらいい。

27週
00日

27週
04日

そらからママのなかにきてさみしいことは
友だちにあえないことだけど、
ママがはなしかけてくれるからさみしくないよ。

ほしいものがあるよ。
それはガラガラ。
いるかちゃんの。
パパがつくったやつ。

——パパがガラガラをふる

ありがとう。
うまれたらガラガラであそんでね。

もえは、たくさんかいてつかれたよ。
ママははやくねてね。
パパははやくねてね。

これからたくさんお花をみてほしいから、
きょうはお花の絵をかいたよ。
きれいな花でしょ。
たくさんかきたいけど、
つかれたのできょうはこれぐらいにします。

おやすみ。
ばいばい。

27週
06日

ママ、きょうは服をかってくれてありがとう。
つかれたけどだいじょうぶ。
さかごも安定したよ。
ママがおこるとつらいけど、だいじょうぶだよ。
なるべくおこらないようにしてね。

だいぶ絵がうまくなってきたから、もっとかきたいよ。
水彩画がすきだよ。
たくさん色がつくれるからね。

ママはつかれてるみたいだから、
ゆっくりしてから、ごはんしてね。
もっと話できるよ。

もえはママに、なるべく自然にもえをうんでほしいから
すわった姿勢でうんでほしいよ。
すわったポーズは、地球の力がもえをひっぱってくれるから、
かんたんにでてくることができるよ。

たちあいには、たかちゃんにきてほしいよ。
ひろふみくんもきてほしいよ。
それからばあばにもきてほしいよ。
どうしてもこれないときはいいよ。
ママはどうしても疑心暗鬼になってしまうけど、
もえをしんじていいよ。ばあばにもつたえてね。
にいちゃんはばあばがすきだから、ばあばがきてくれるとたすかるよ。

もえがうまれるときは
かみさまがみてるからだいじょうぶだよ。

28週
06日

もえがうまれたら、すぐにへそのおは切らないでね。
血がまだながれているから、すぐに切ったらいたいよ。
だから5分ぐらいは、ママがだっこしてまっててね。

もえがうまれたら、にいちゃんにはじめにあいさつするよ。
それからパパにあいさつするよ。
もえははやくうまれたいよ。
そしたら、たくさんのものをみて勉強するよ。
ママはいろんなところにもえをつれていってね。

もうごはんの準備をしてね。
もえがうまれるときの話ができてよかったよ。
もえはだいじょうぶだから心配しないでね。

うまれたいときにうまれるよ。

きょうはもえはなんだかねむたいよ。
ママもねむいでしょ。
たぶんつかれているのもあるけど、
もう8か月になって、からだがおおきくなるから、
そのぶんねむたいとおもうよ。
ママもこれからはよくねてね。
夜は10時までにはねてほしいな。

ねむたいね。
ねんねしようね。
もうおやすみ。

ママはとてもあたたかいよ。
おふろにはいっているときみたいなかんじだよ。
ママのなかはとてもきもちがいいよ。
たのしいことをたくさんすると
もっとたのしくなるよ。
かなしいことをすると、たのしくないよ。
もえがね。

29週
06日

ママは毎日いそがしいけど、
もえと絵をかいてくれてうれしいよ。
これから毎日かくよ。
そしたら、たくさんの友だちにみせてあげてね。
そしたら、胎児と話をするおかあさんがふえてくるよ。

毎日かくのはたいへんだけど、がんばろうね。
もえもがんばるよ。
でも、つかれたときは休けいしていいからね。

ママはとてもがんばりやだね。
でも、むりはいけないよ。

それじゃおやすみなさい。
ありがとう。

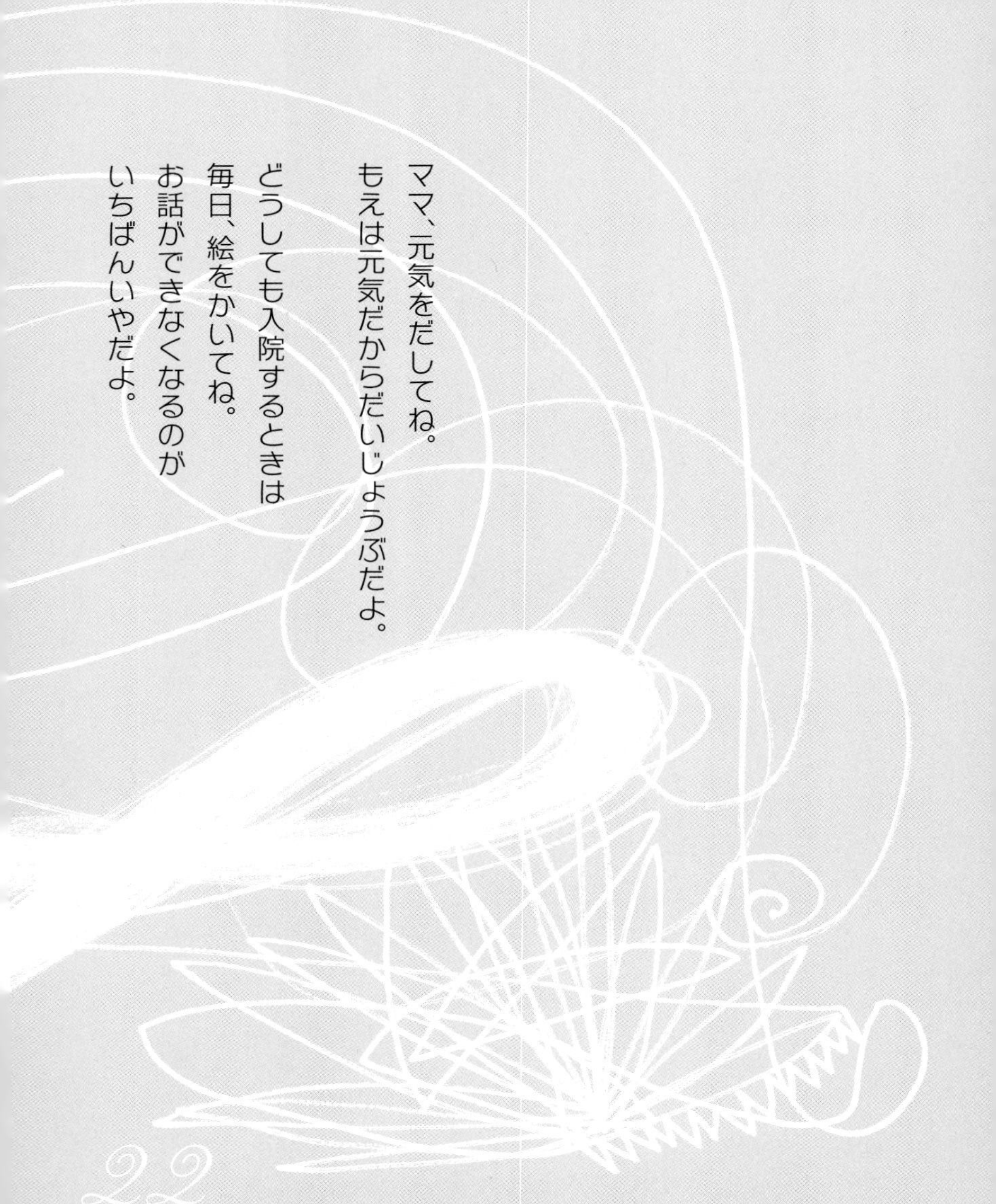

ママ、元気をだしてね。
もえは元気だからだいじょうぶだよ。

どうしても入院するときは
毎日、絵をかいてね。
お話ができなくなるのが
いちばんいやだよ。

入院はしなくてもだいじょうぶだよ。
にいちゃんもだいじょうぶだったのに、
入院して、とてもくるしいおもいをしたからね。
だからもえは入院したくないよ。
パパになるべく協力してもらってね。

ママ、がんばろうね。
今月のりきればだいじょうぶだよ。

30週
00日

じゃ、元気になったみたいだからまたね。
パパとごはんしてね。

ママ、
いまはオステオパシーにいって調子がよくなったよ。

もえは入院はしたくないよ。
だって、にいちゃんがかなしむからね。
もうすこししたらごはんにしようね。
つくってもだいじょうぶだよ。
うどんをたのんでもいいよ。

もう、きょうはゆっくりやすんでね。
夜もにいちゃんといっしょにねようね。
朝、目がさめたら絵をかこうよ。

そしたらつかれないよ。

もえはもうすぐねるけど、
ママはやすまなくてもだいじょうぶだよ。
もえはきょうはちょっとつかれたよ。
おなかがはるとつかれるんだよ。
どんどんキックしてしらせても
ママはなかなか気がついてくれないから、こまるよ。
つめたくしないでね。
はったときは横になってやすんでね。

もえはもうねるね。
おやすみ。
ありがとう。

30週
01日

30週
02日

泣かないでね。もえもかなしくなったよ。
ママはわるくないよ。そういうこともあるよ。

安静にするのは1か月でいいよ。
にいちゃんも保育園、1か月だけいくといいよ。
徳島のばあばにきてもらえば、だいぶらくになるよ。
おねがいしたほうがいいよ。

ママはあしたはゆっくりねてね。
横になるときにおなかを左下にするといいよ。
もえのせなかが左にあるからね。
はってても気にしないよ。
あしたはゆっくりしようね。
絵をかきたいね。水彩でかこうね。

ママがさみしいと、もえもさみしいよ。
泣かないでね。
もえはママといっしょにいるからさみしくないよ。
もえはママといっしょでうれしいよ。

ママはとてもさみしがりやだから、もえがきてあげたよ。
もえはママがいるとさみしくないよ。にいちゃんもだよ。
だから心配ないよ。だいじょうぶだよ。
パパの仕事も来月にはすこしひまになるから、それまでがんばろうね。
3人でもだいじょうぶだよ。

それじゃもうねるね。
おやすみ。

ママ、おはよう。きのうはよくねたよ。
朝はおきたけど、元気だよ。
もうすぐ雨がやってくるね。
そしたら家であそべるね。

これからしばらくはるけど、
横になったらだいじょうぶだよ。

ママは自分に自信をもっていいよ。
子宮もがんばっているよ。
だからだいじょうぶだよ。

朝はとてもはりやすくなるから、
なるべく横になっていようね。
おなかは左下がいいよ。
それからどうしてもあるくときは、
ひざをそろえてゆっくりあるくよ。
骨盤がゆるむといけないよ。
どうしてものとき以外は、きょうはあるかないでね。
おとなしくしていようね。

あした、ばあばがきたらうれしいね。
もえの絵をみせてあげてね。

またあとでね。

30週
03日

30週
04日

きょうはばあばがにいちゃんとあそんでくれて、たすかるね。
もえは、ばあばがいてくれるとたすかるよ。

なるべくいまはゆっくりとすごしたいね。
もえはいま、どうしてもうごくことがよくないよ。
できれば来週までばあばがてつだってくれて、
そのあとはママひとりでもだいじょうぶになるよ。

それから、ママはあまいものたべすぎだよ。
もえはあまいのきらいだよ。
あたたかいのをもっとのんでね。
そしたらひえないよ。
ひえるのがいちばんわるいよ。

ママ、オステオパシーにいけるとうれしいね。

水曜の朝にいこうね。
あしたはお絵かきにいきたいね。
ばあばもいっしょにいきたいよ。
油絵はまえからかきたかったから、たのしみだよ。

ママ、ちょっとがちがちだよ。
がちがちのときは横になってね。

もうだいじょうぶだよ。
がちがちはすぐにおさまるから、だいじょうぶだよ。

がちがちなのに休けいしないではたらくと
子宮の出口がみじかくなるから、気をつけたほうがいいよ。

30週
05日

ママ、もえは泣いてるよ。
なんで泣いているかは、ママがとてもつかれているからだよ。
ママはばあばに気をつかっていて、つかれているよ。
だからあまりむりしないで、ばあばにまかせたらいいよ。
どうしてもだめなとき以外は、やってもらったらいいよ。

ママはむりしないでね。
おなかがちがちになったら、やすむようにしてね。
いまはだいじょうぶだよ。 もえはだいじょうぶ。

べんぴは野菜をたくさんたべるといいよ。
あずきをたべてもいいよ。
さとうはすくなくしてね。
それから塩はおおくいれてね。

もえはあまいのはいやだけど、あずきはいいよ。
からだの栄養になるよ。

ママはいまはらまきをしてるけど、あまり効果がないよ。
できるだけ足のつけねをしめてね。
もえはうまれないようにしたいけど、
ちょっとむずかしいかもしれないよ。
はらまきをしてね。さかごはだいじょうぶだよ。
もえは泣かないよ。

パパはもうかえってくるからうれしいね。
かえってくるまで横になってまっていようね。
もえはパパと話がしたいよ。
あしたは絵をかきにいきたいよ。

ママはつかれているから
すこし自分の時間をもったほうが
元気がでて、
また子育てに専念することができるよ。
いまは、もえとにいちゃん両方と
あそぶ力がなくなっているよ。
だからすこしやすんで、
それからまたがんばればいいよ。

ママ、あとで話しようね。
横になってね。
もえはさかごじゃないよ。
だいじょうぶ。
いまさがってるけど、
まだはらまきいらないよ。

31週
00日

おなかいたいよ。 しめすぎだよ。
ふー。 だいぶらくだよ。
おなかしめてもいいけど、すこしゆるくしてね。

頭はまだ骨盤に入ってないよ。
頭が大きくなったから、下のほうに頭があるだけだよ。
胎動もしてるよ。
ちょっとゆっくりしてるだけだから、心配しないでね。
それから、おなかの左下がすこしいたいから
はらまきを逆にしめてね。 そのほうがらくだよ。

ママはあした、どこかに散歩にいってね。
うんこさんがつまっているからくるしいよ。
はらおびをしておけば、散歩してもいいよ。

31週
01日

いま、おしりのほうに落っこちちゃったよ。
はらまきをしてね。　それからおしりをあげてね。
さかごになってるよ。　さかごだよ。
いまなおさないといけないよ。
もえはすぐにさかごになりやすいから、
ママは、なったらおしりをあげてなおすのをてつだってね。
さかごは、おこったりかなしんだりするとなりやすいよ。
でも、ママの場合はいろいろあるからしょうがないよ。
あまり気にしないでね。

それからパパは、週末はにいちゃんとあそんであげてね。
にいちゃんはきょうは、パパとあそびたくて泣いたよ。
それじゃおやすみ。

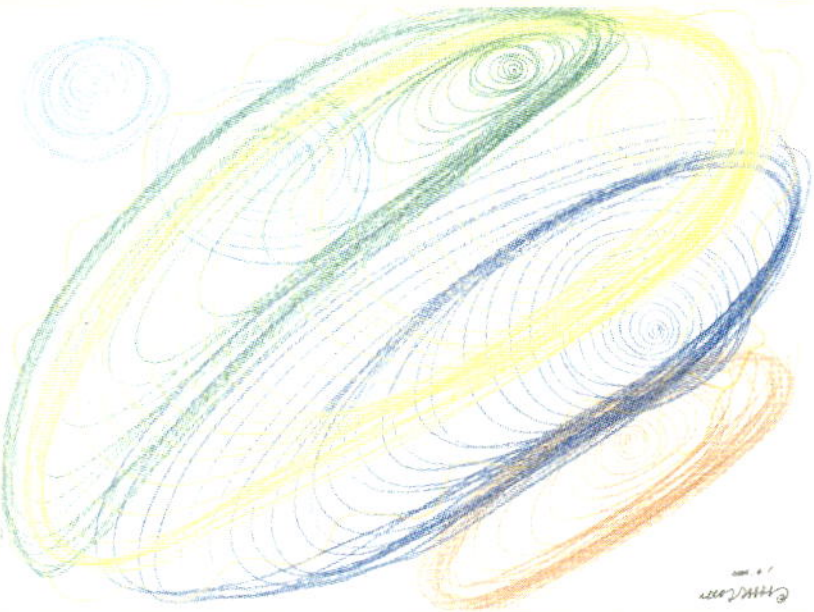

26週 01日 友だちともえ。そらにいるときの絵。

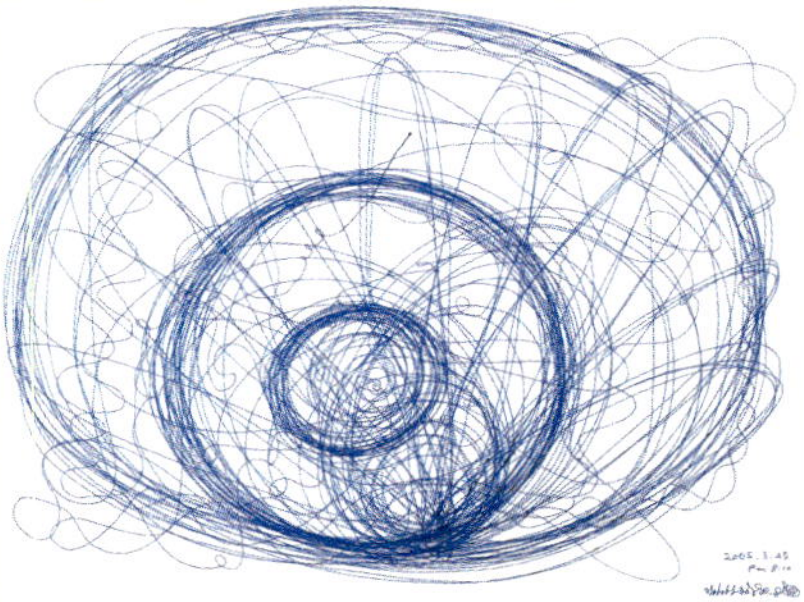

25週 01日 たましい。＊はじめて描いた絵。

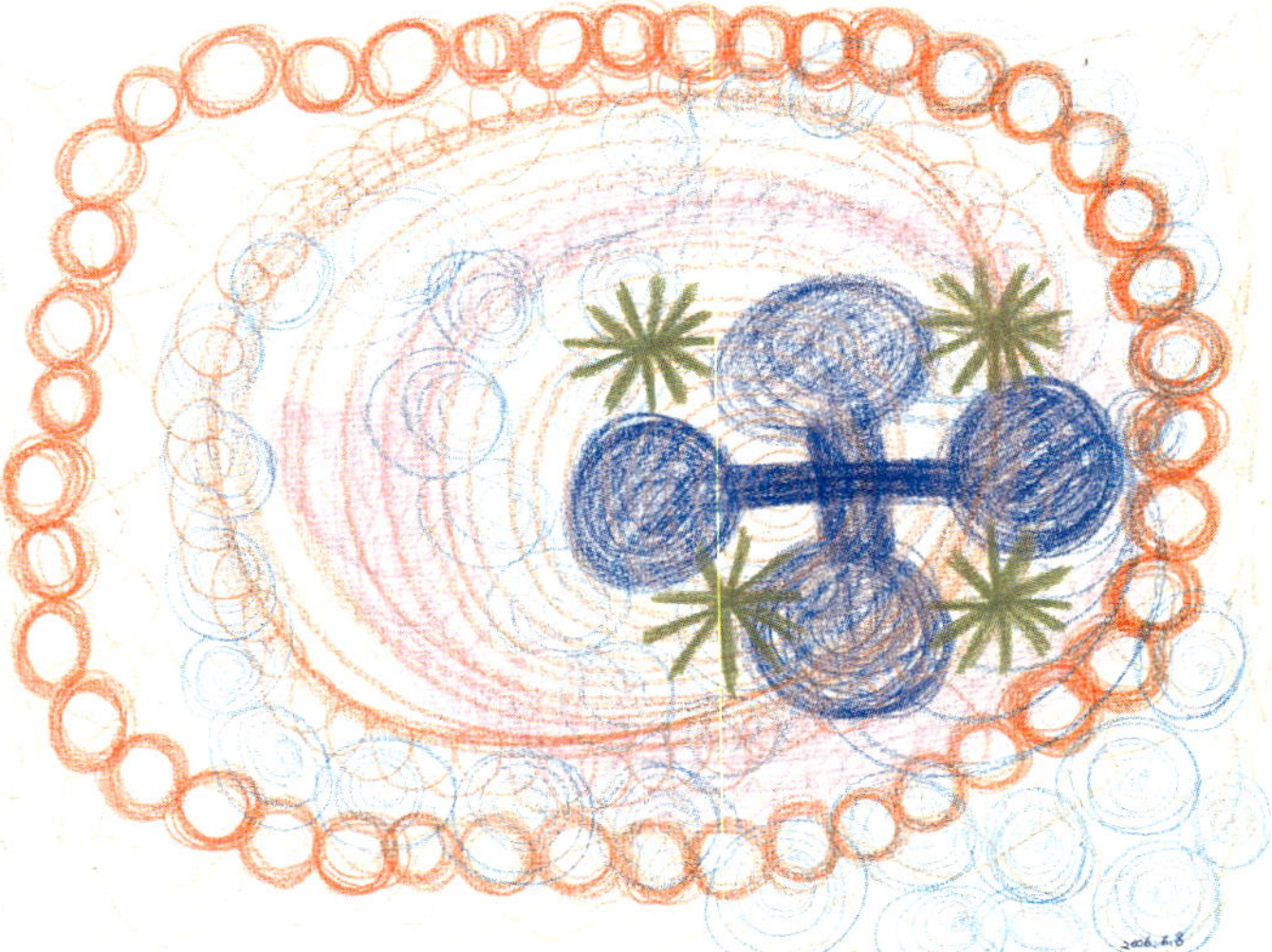

27週 01日 先生の絵だよ。あかいまるは先生で、たくさんのいのちがつながっているよ。
＊通っていた助産院の先生のこと。

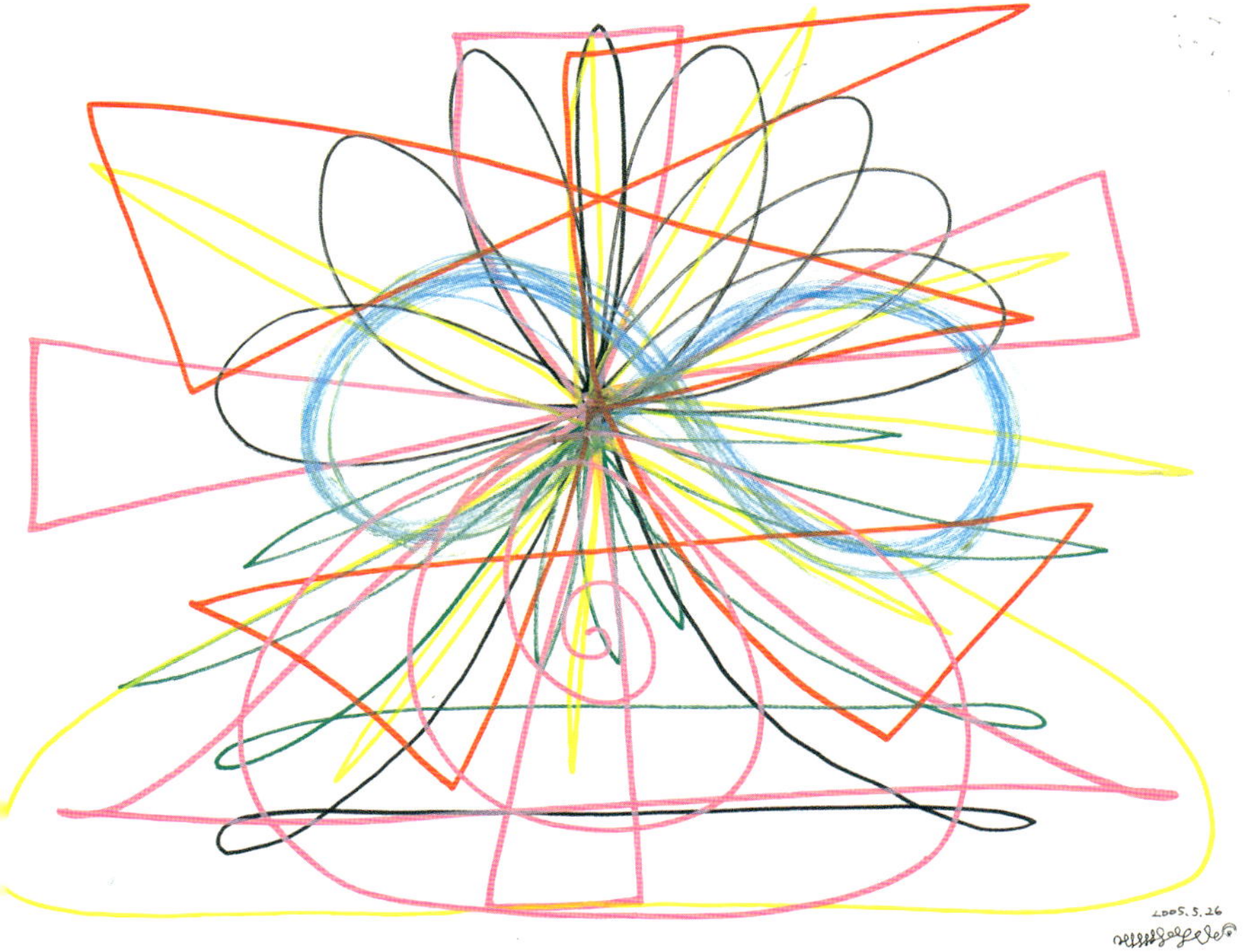

25週 02日 花。（きょうお花やさんいったね）たくさんあったね。花すき。またいこ。

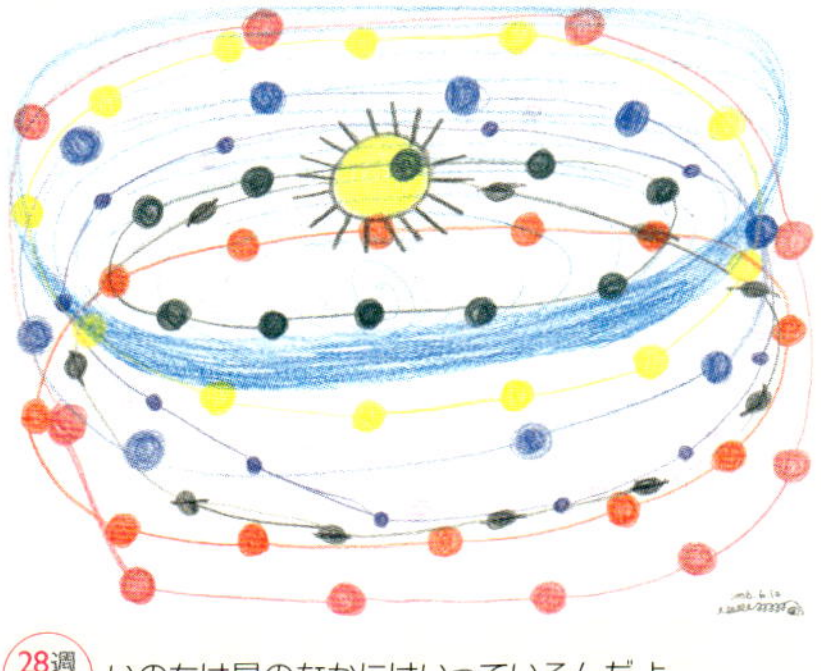

28週 12日 いのちは星のなかにはいっているんだよ。

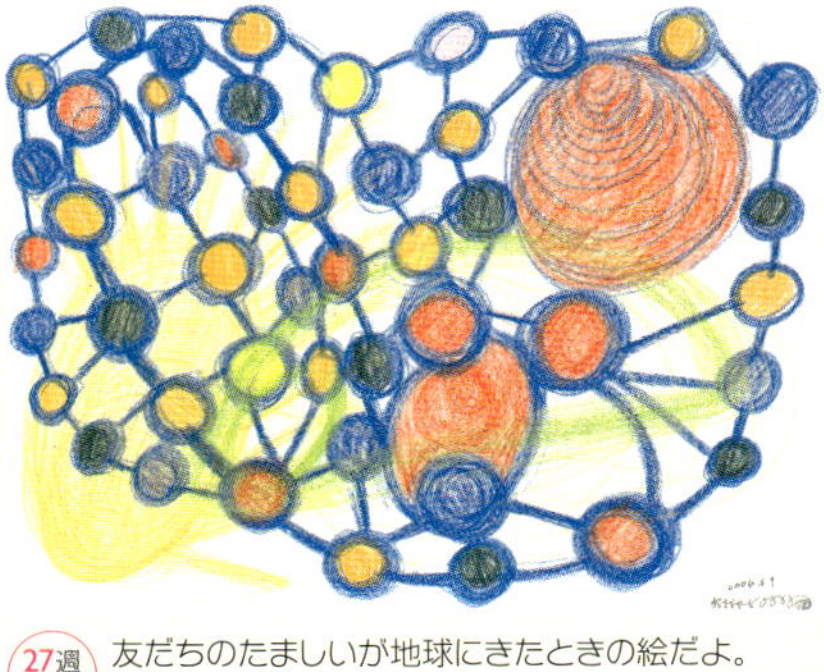

27週 02日 友だちのたましいが地球にきたときの絵だよ。野原にすんでいるたましいだよ。

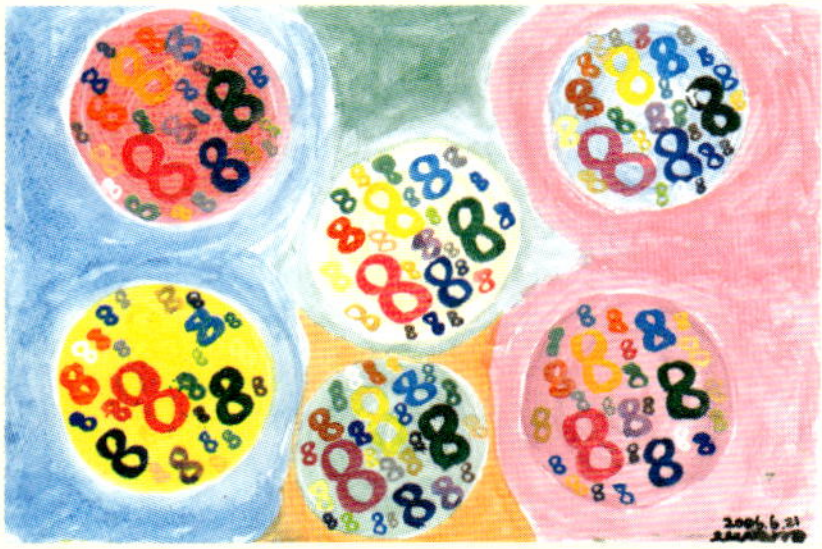

29週
00日

細胞の絵だよ。細胞ひとつひとつには
DNAがたくさんあって、
DNAはいのちがたくさんつながってできているよ。

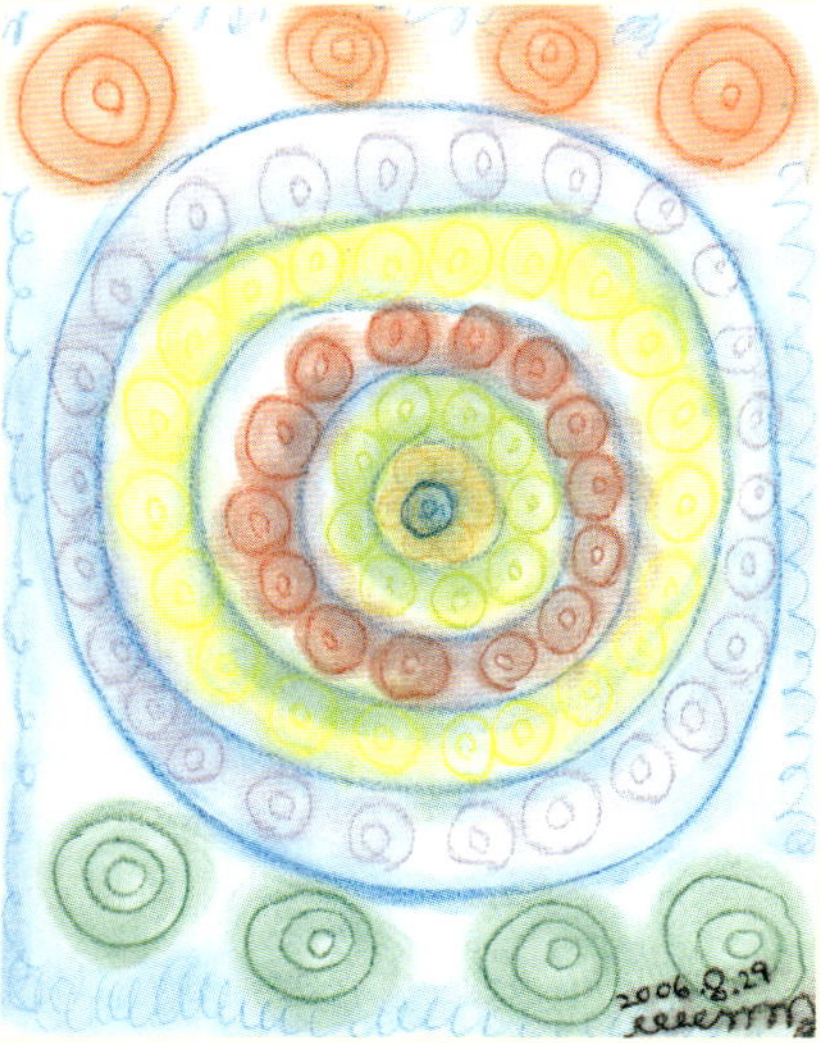

38週
06日

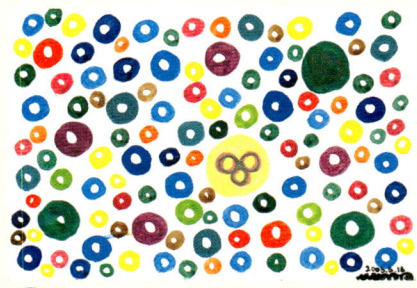

28週
04日

たましいの絵をかいたよ。おそらにいるたましいは
かがやいていてとてもきれいだよ。

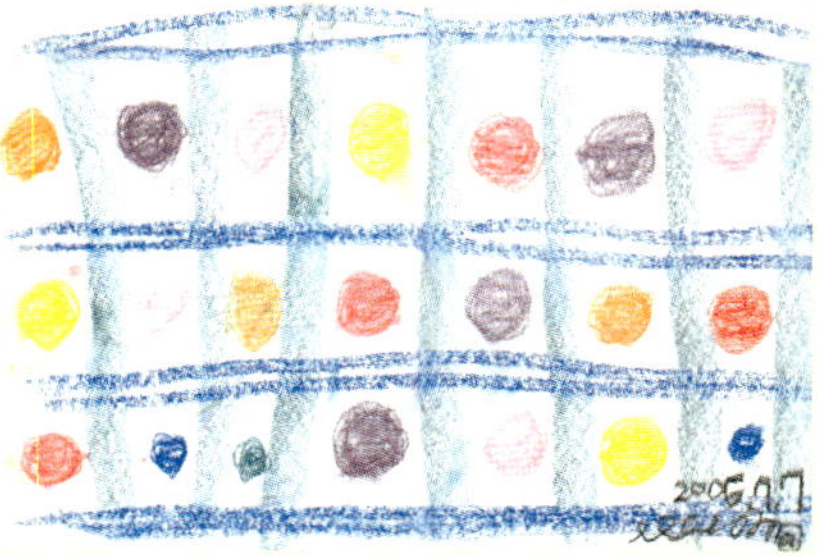

31週
02日

たましいのおうちだよ。たましいは、うまれるまえに
なると、おうちにはいってうまれる準備をするよ。

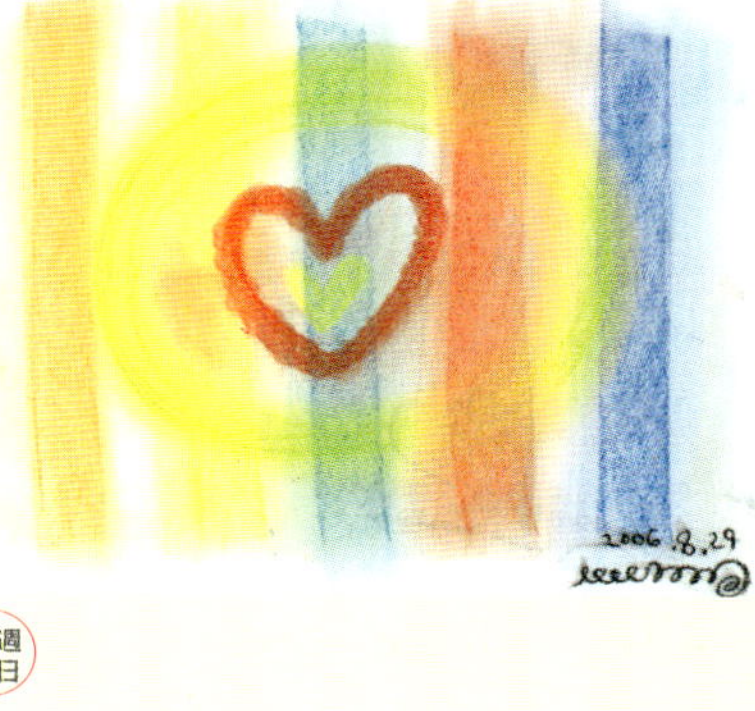

38週
06日

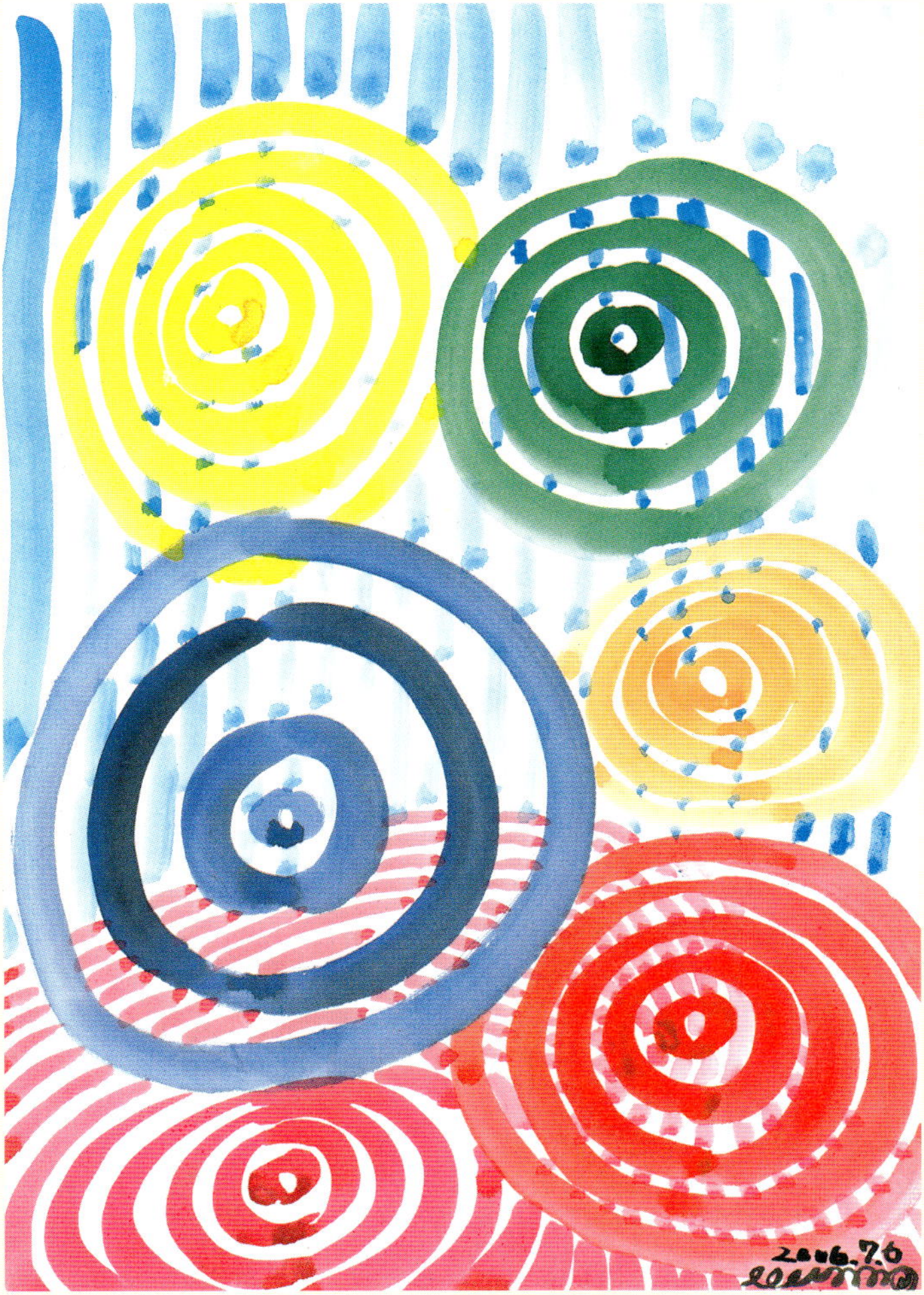

31週
01日
ママ、きょうのこの絵は、たましいがそらにやってきてはじめにうける試練だよ。

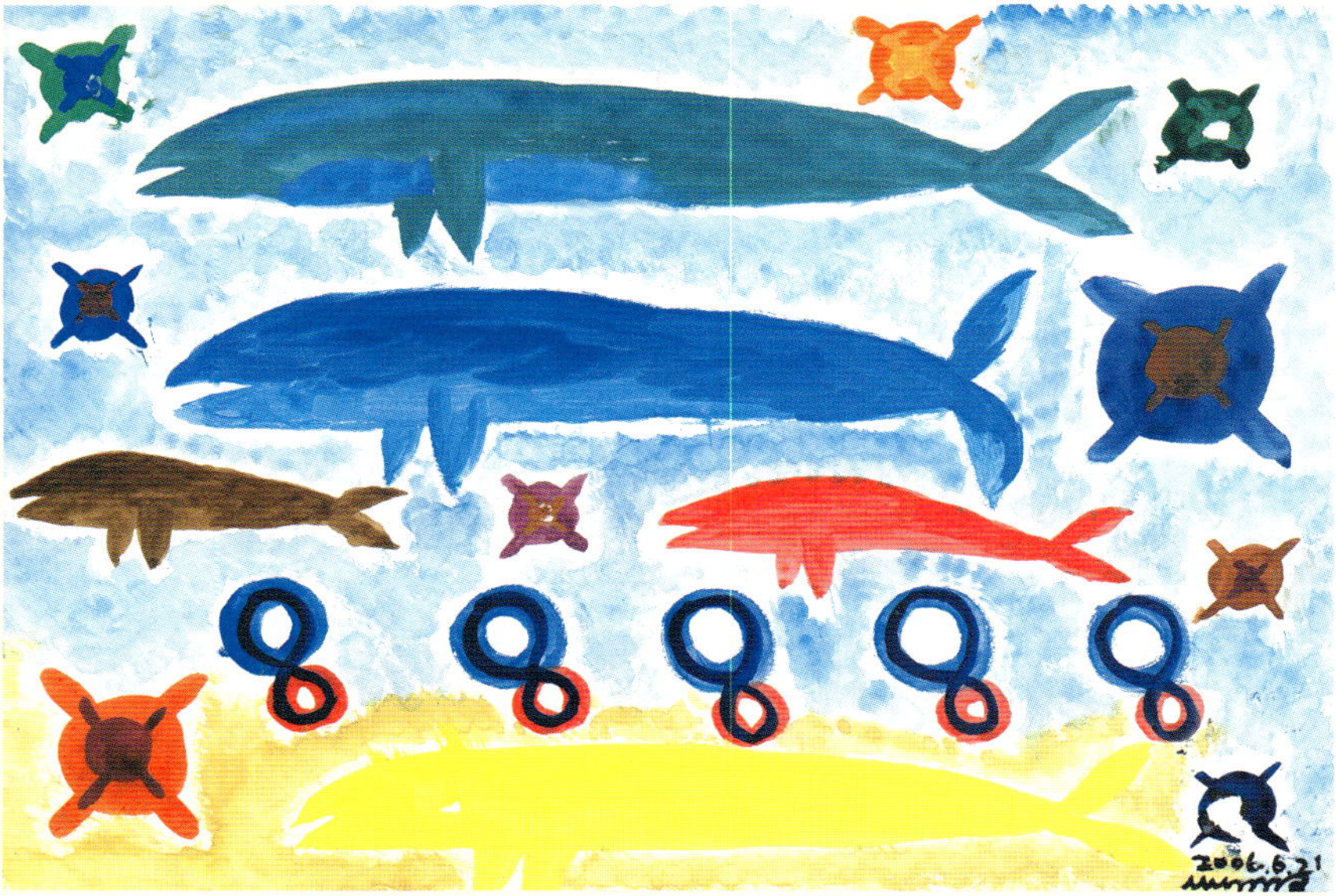

29週
00日
くじらさんの絵だよ。
あかちゃんがうまれるときは、くじらさんがあつまってきてみまもったりするよ。

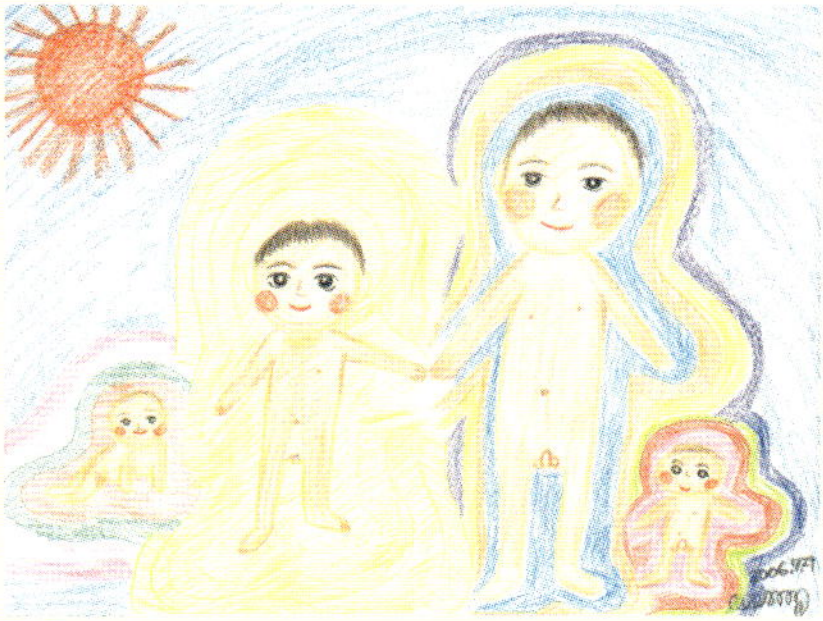

34週
03日
きょうだいの絵だよ。にいちゃんともえとよーたとせいじだよ。右がよーたで、左がせいじだよ。
＊よーたとせいじはこれから生まれてくる弟たちのこと。

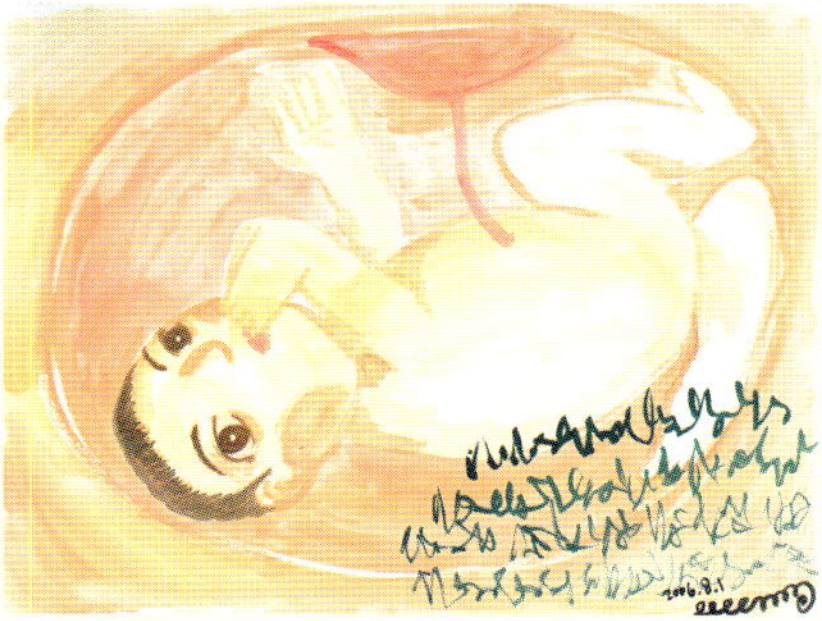

34週
06日
もえの絵だよ。ゆびをちゅーちゅーするのがたのしいよ。おいしいね。

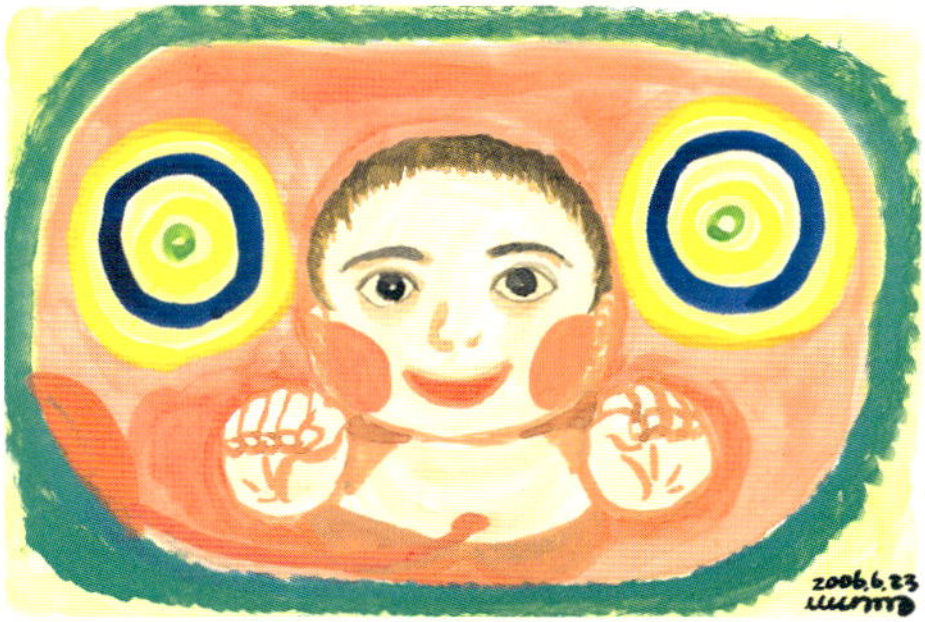

29週 02日 もえの絵だよ。もえはだんだんおおきくなっているよ。

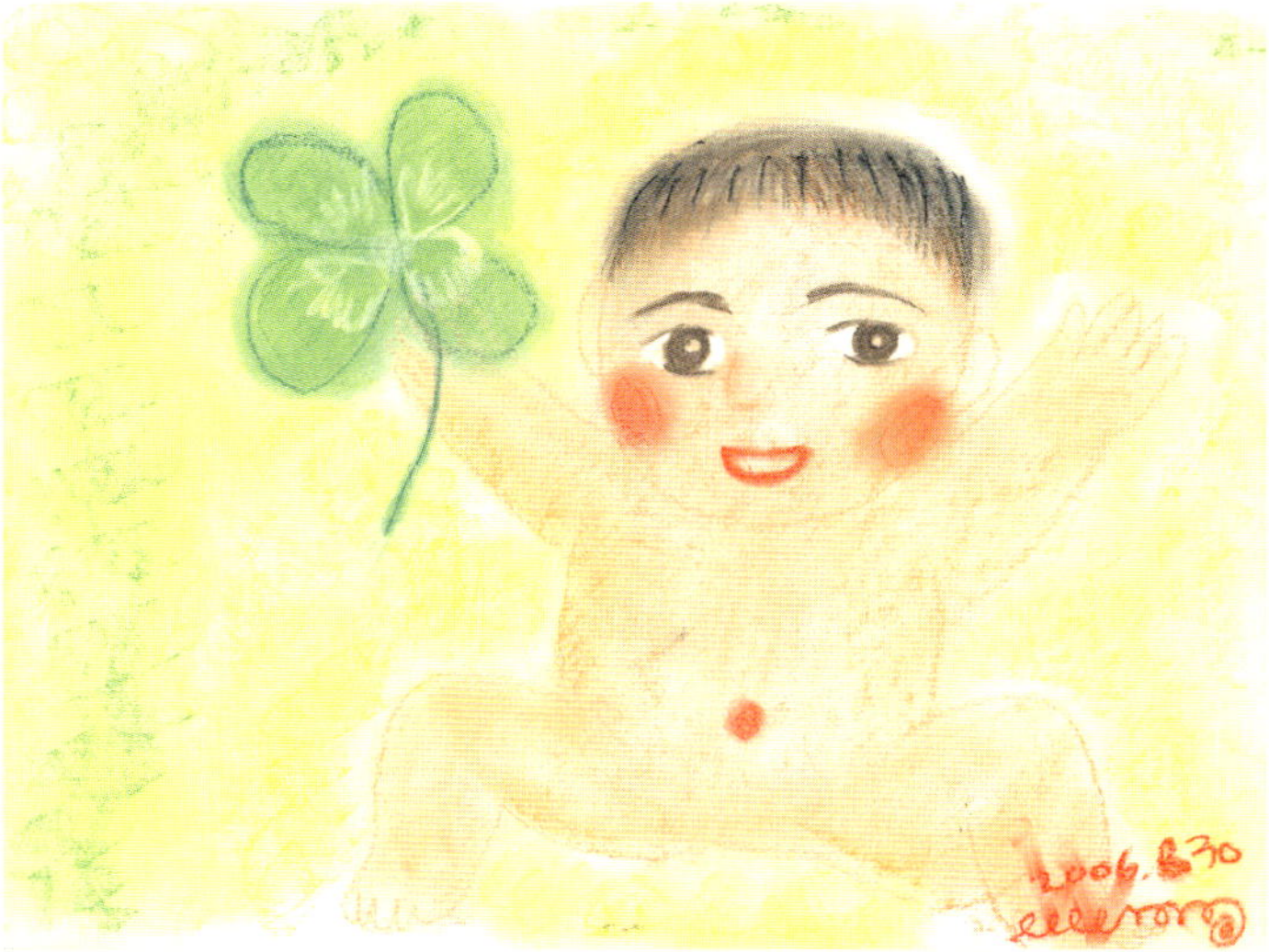

39週 00日

もえはにじの子だよ。
もえは、世のなかをしあわせにするために
うまれてくるよ。

いのちはたいせつだよ。
ひとりひとりのいのちがたいせつだよ。
にじの子はひとりひとりでは大きな力をもたないけど、
たくさんのにじの子があつまると、
すごくおおきな力になるよ。
にじの子はこれからたくさんうまれてくるよ。
にじの子をふやすのはおかあさんの使命だよ。

ばあばがこころからもえのことを理解してくれて、
とてもうれしいよ。
もえはいま、とてもきもちがいいよ。
ママとばあばがなかよくしてくれていて、
うれしいよ。

ママはえらいね。
がんばってね。
だいじょうぶだよ。

31週
06日

32週
00日

もえは絵がかきたかったのに、
ママがかいてくれないからいじわるしたよ。
もえはうれしいよ。
元気だからたくさんかきたいことがあるよ。
人生のうちでいちばんたいせつな時期を
ママといっしょにすごせてとてもうれしいな。
もえはしあわせだよ。
いまはとくになにもしなくてもだいじょうぶ。
あまいものはそろそろやめてね。

そうじゃないとお産でいたいよ。
それからもう1枚絵をかくよ。
クレパスがいいよ。

きょうはとてもあたたかいね。
きもちがいいよ。
かみさまのオーラがたくさんとどいているね。
夕方、またにいちゃんと散歩にいこうね。
にいちゃんは保育園とてもたのしんでいるから
だいじょうぶだよ。
ママ、もえといっしょにすごす時間もたいせつだよ。
それでもだいじょうぶだよ。
安心してね。

もえはだいぶおおきくなったでしょ?
おおきいからだいじょうぶだよ。
元気だよ。
はりはだいぶよくなったよ。

おなかはひやさないでね。
さむいよ。
もっと着てね、着てね、着てね。
冷房はいやだよ。
パパはあついけどがんばってね。

32週
04日

それから、
もえがおなかにいるあいだは
つめたいのはのまないでね。
きのう、つめたいのたくさんのんで
さむかったよ。
水はいいよ。
ジュースはいやだよ。

ほかには野菜をたくさんとにぼしをとってね。
最近にぼしたべてないから、カルシウムもっとほしいよ。
うん、そうだよ。
これからもっとおおきくなるから、にぼしほしいよ。
もっとおおきくなるよ。

お花をみると元気がでるのは、
太陽のひかりのエネルギーがたくさんあるからだよ。
ママも元気がないときはお花をみてね。

うん、だいじょうぶだよ。
ママのおなかはいいきもちだよ。
たまに元気がないけど、
もえはだいぶなれてきたからね。
はりもだいぶよくなっているよ。

ママはちいさいことを気にしすぎだから、
気にしないようにね。
感謝のきもちをもつのはとてもいいことだね。

パパにもありがとういおうね。
パパはとてもがんばっているね。
家事はなかなかむずかしいから、
できなくてもしようがないよ。
きたなくてもしないから、だいじょうぶだよ。

ママはからだをひやさないようにね。
あとはがんばらないで、あまりなにもしないように。
来月になったらまたがんばろうね。
いまはゆっくりしたらいいよ。
ばあばにもよろしくね。

32週
04日

あいをうけたたましいは
あいをあたえるたましいになれるよ。
反対にあいをうけなかったたましいは、
うまれかわったら
あいがほしくていろいろ苦労するよ。

あいはどんなあいでもいいよ。
親子のあい、
夫婦のあい、
友だちのあい、
動物へのあい。
どんなあいにふれても
たましいは成長することができるよ。

子どものあいはとてもいいだいだよ。

32週
05日

親にたいする愛情は、親がおもっている以上だよ。
だけど、それに気づかない親がとてもおおくて、
それを無視していると、
子どものあいはどんどんすくなくなってしまうよ。
子どものあいを理解してあげれば
子どもは親がずっとだいすきで、
あいにあふれた人間になれるよ。

親のあいはすごいけど、それはあまり関係ないよ。
子ども自身がもともともっているあいを
そだててあげればいいよ。

それじゃ、おなかすいたので、そばたべようよ。

もえは元気だよ。
おなかがはるのは、きのう病院にいってつかれたからだよ。
あしたにはまたよくなるよ。
はっても、もえはだんだんつよくなっているから
だいじょうぶだよ。
いまはママがすこししんどいけど、
もうすこしすればらくになるよ。
ママはなるべく横になってすごしてね。
そしたらだいぶよくなるよ。

ママはもえをたいせつにしてくれて
ありがとう。
もえは元気だよ。

これからももっと絵をかきたいよ。
もえは水彩画がかけてうれしいよ。
水彩画は、もえのすきな色がたくさんあるからうれしいよ。

それから、
もえの名前は、せのおもえみにしてね。
ひらがなだよ。
もえみの「もえ」は、萌や燃やいろいろな意味をもっているよ。
「み」は、美や実や味や見などたくさんの意味をもっているよ。
だからママは、もえみがいいとパパにいってね。

それから、またあしたも絵をかこうね。

33週
02日

33週
03日

ママ、いつも元気でがんばっているね。
もえは、ママが元気でいてくれるとうれしいよ。
ばあばがきてからだんだん元気になったから、
そろそろすこしずつうごいてもだいじょうぶだよ。
これからまたたくさん絵をかこうね。

ママ、いつもありがとう。
あとすこしだけど、
ママのおなかにいれてうれしいよ。

先生はもえがうまれたら、もえをおふろにいれてね。
パパもいっしょだよ。
うまれてすぐにいれてね。
マッサージしたあとね。
そうしたら、こころがすごくおちつくからね。
くらくしてうまれると、とても安心するよ。
音楽はモーツァルトがいいね。
ヒーリングの曲でもいいよ。
お香をたくときは、あまりにおいのつよくないやつで、
アロマテラピーならなんでもいいよ。
もえは花のかおりがすきだから、なんでもうれしいよ。
においはおなかのなかにはないからうれしいな。
はやく外でいろいろ体験したいね。

33週
06日

34週
01日

もえはもうねむい。
ママは話したらねてね。
パパはふろいってね。たばこくさいよ。
もえはねむいよ。
つかれてないよ。ただねむいよ。

もえは肺はつよくなったよ。
もううまれてもしなないけど、
もうすこしいたほうがつよくなるから
まだいるよ。

早産になるのは、ひえたときと
はたらきすぎでつかれたときになるよ。
いちばんあぶないのは30〜34週までだから、
ママももうすこしおとなしくしていてね。
35週になればいいよ。
ゆっくりやすんでおとなしくしていると
早産にならないよ。

よい胎教のしかた

・おかあさんがあかちゃんにはなしかける
・あかちゃんがおかあさんにはなしかけるのを想像する
・あかちゃんの声がきこえてくるまでつづける

・絵をかく
・絵をかくときはなにもかんがえず、
どんなこともうけいれるこころをもつ
・どんな絵でもほめる
・どんな字でも意味をかんがえる
・かいてくれてありがとうという

・字をかく
・字はどんな字でもよい
・文字ばんでもよい
・ピアノや音のでる本でもよい
・どんなことばでも意味があるので、メモしてわすれない
・あかちゃんのことばをききたいとつよくおもう

・キックサイン。おなかのあかちゃんが胎動できたら、
はいといいえの合図をきめる
・あかちゃんに質問する
・あかちゃんのこたえをしんじてあげる
・自分に都合のいいようにこたえてほしいとおもわない

34週
06日

よい出産のしかた

・まずあかちゃんのきたい日をきく
・きたい時間をきく
・くるためにどうしたらいいかきく
・水と天然の塩をたべる
・あまいものをたべない
・おなかがいたくなってきたら、
あかちゃんとがんばろうねと約束する
・あぐらをかいて、いたみをのがす
・天に手をむけて気をうけとる
・くじらさんといるかさんを想像する
・あかちゃんにきてほしいという

34週
06日

・足湯をする
・足のマッサージをする
・おなかがいたくなったら、すわって、
あかちゃんがでてくるのをイメージする
・あかちゃんに酸素がいくように深呼吸する
・かたの力をぬく
・のびをする
・けんこうこつをマッサージする
・おしりをおす
・うんこをする。 まえもって
・ありのままをうけいれる
・いきみたくても、頭がでたらがまんする
・ゆっくり呼吸する。 5秒に1回呼吸する
・うまれたらあいさつをする。
・おかあさんがだっこする

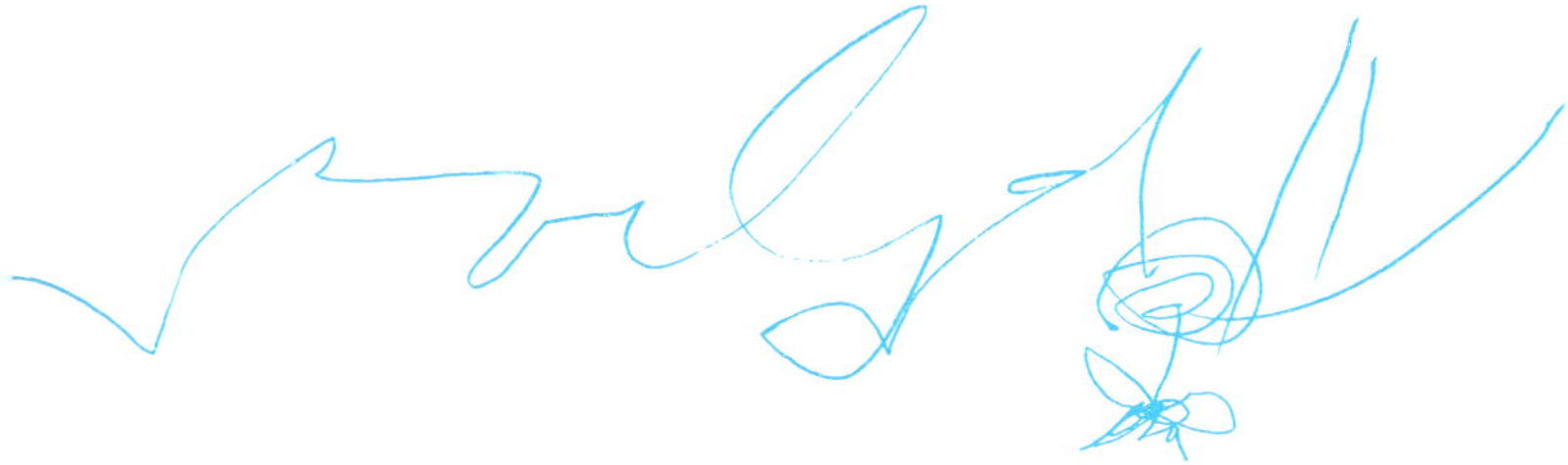

もえがつたえたいのは

1あかちゃんはおかあさんにはなしかけているよ

2あかちゃんはおかあさんの手をとおして
メッセージをつたえられるよ

3あかちゃんはつたえたいことをもっているよ

4あかちゃんのメッセージをしんじてね

5あかちゃんがたいせつにおもっていることについて
たましい、そら、かみさま、などなど

6あかちゃんはそれぞれ使命をもっているよ

7あかちゃんのオーラをしれば、あかちゃんの性格はわかるよ

8つたえたいことはおかあさんにつたわるよ

9おかあさんがこころをひらいてね

10おかあさんはあかちゃんとの対話をたのしんでね

35週
00日

きょうはママ、とてもつかれていたね。
もえとお話もできなくなっていたね。
そういうときもあるよ。もえは元気だよ。
来週はパパいないけど、にいちゃんもがんばってくれるから
心配ないよ。だいじょうぶだよ。

もうあと3週ちょっとでうまれるね。
もえはちゃんと計算しているよー。えらいね。

もえはいまとてもうれしいよ。
もえのことばがママによくつうじているからうれしいよ。
もえはいろいろ字がかけるよ。
ママがんばれ、とかいたよ。

35週
01日

もえがうまれたあとのことをかくね。

うまれたあと、家にかえったら毎日マッサージしてね。
それからお散歩につれていってね。
すこしでいいからお外がみたいよ。
外の世界をみるのはとても勉強になるから、
家にずっといるのはつまらないよ。
ママはしばらく横になって、ねながら生活するようにね。
おっぱいはたくさんはのまないけど、
もえは元気だからだいじょうぶだよ。
それから、たくさんお友だちにあそびにきてもらってね。
そうするとママも元気がでていいよ。
たくさんの友だちができたらたのしいね。
それからもえがうまれたあとは、
もえをだっこしながら、

おはなししたり、絵をかいたりしてね。
もえはママと絵をかくのがとてもすきだよ。
にいちゃんがねたあとでかこうね。
ふたりだけの時間だよ。

もえは絵をかくことで自分を表現できるから、
とてもたのしい妊娠生活をおくってもらえたけど、
うまれてからはなかなかおもいがつたわらないこともあるけど、
心配しないでね。
それは、もえが自分でいきていくスタートだから、
これからはママといっしょにがんばって
自分の道を自分でつくっていくよ。
ママは心配しないで、それをみまもっていてね。
それじゃまたあおうね。

35週
02日

あかちゃんは、おかあさんがしていることを
全部しってるよ。
おなかにいたときのことも、
うまれたあとしばらくはおぼえているよ。
だけど、たのしくなかったことは
うまれるときにわすれてくるよ。
おなかの外には、
たのしい記憶しかもってでられないよ。
わるい記憶は、
病気やからだの不調としてもっていくよ。
だから、
あかちゃんをたいせつにおもうなら、
10か月のあいだに
たのしいおもいでを
たくさんつくってあげてね。

35週
06日

あかちゃんは基本的に
自分でうまれるときをえらぶから、
おかあさんやまわりの人はそれをしんじて、
そうできるように
てつだってあげるのがいいよ。

もえは、このままいけば
予定どおりうまれるよ。
もうすぐ10か月めにはいるね。
そしたら、うごいてもだいじょうぶ。
すこしぐらいうごいても、うまれないよ。

37週
06日

あたらしいノート、うれしいね。
またしばらく絵がかけるね。
うまれるまでに全部かきたいけど、たぶんむずかしいね。

きょうはたくさんあるいてつかれたね。
もえはもうすぐうまれるよ。
もうきめたよ。 準備してね。

もえはもうすぐうまれて、
パパやママやにいちゃんにあえるのが、とてもたのしみだよ。
はやくうまれたいな。
先生にお産よろしくといってね。

ママは陣痛がきたらタクシーで移動して、
いたくなったらのびをしてあるくよ。

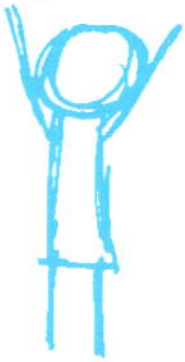

いたくなったらすわるよ。
いたいのがおわって、もえがでてきそうになったら
この姿勢で、もえがでてくるのをまつよ。
あまりいきまなくても、でてこれるからだいじょうぶだよ。
からだにまかせたらいいよ。

いたみはこれからの人生のためにたいせつだから、
ひとつひとつの陣痛にこころをこめてかんじると
あまりいたくないよ。
いたみからにげようとするといたいよ。
どのへんがいたくて、もえがどうなっているか、
かんがえながらたえれば、だいじょうぶだよ。
心配しないで。
ママはもえにあわせたらいいからね。

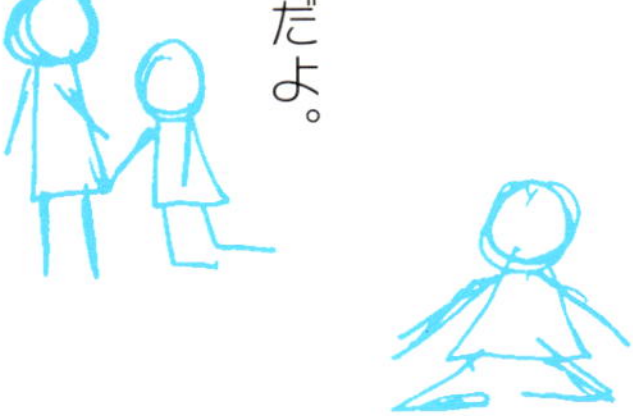

38週
05日

もえはきのううまれたかったけど、
だめだったね。
でも、もうすぐうまれるよ。
気にしないでね。

あしたは散歩するよ。
あしたはれたらうまれたいね。
おなかはだいじょうぶだよ。
問題は歯だね。 病院にいってもいいよ。
歯のそうじくらいはいいけど
けずるのはやめたほうがいいね。
それからパパにマッサージしてもらうといいよ。

ママはいろいろ気にしすぎるからいけないよ。
ママはパパといっしょにいれていいね。
パパはやさしいから、もえはパパすきだよ。

もうすぐいたくなってまた準備にはいるから、
ママもがんばってね。
昼うまれたら、にいちゃんとあいさつできるね。
それがたのしみだよ。
だからうまれなくてよかったね。

もうすぐおおきなはりがくるよ。
そしたらうまれる準備だね。
たのしみだね。

だいじょうぶだよ。

ママ、これで最後だね。 ありがとう。
10冊もノートがかけて、ほんとうによかったよ。
はじめはママはもえのことばもなかなかうけとれないし、
絵もかきたいのがかけなかったりあったね。
30週で病院で早産といわれて、
ママはとてもおちこんで元気がなくなったね。
もえはとても心配したよ。

でも、ママはもえのいうことしっかりまもって、
たくさんの人にまもられて、
無事にきょうまでくることができたね。
大阪のばあばも徳島のばあばも
しっかりにいちゃんとママの世話をしてくれて、
ママはもえとたくさん絵をかくことができたね。

39週
00日

しばらくもえはなにもできないので
ママのたすけをたくさん必要とするけど、
そのあいだパパとにいちゃんもさみしいおもいをするから、
毎日すこしでもいいから
にいちゃんとパパにだいすきといってあげてね。
そして、もえとパパとにいちゃんとママでべたべたしてあそぶよ。
そしたらみんななかよしだね。

みんなでがんばろう。
だいじょうぶだよ。

ママありがとう。
ママだいすき。
これからよろしく。

39週
01日

もえみ誕生。

おなかの赤ちゃんと胎話するには

未来見基

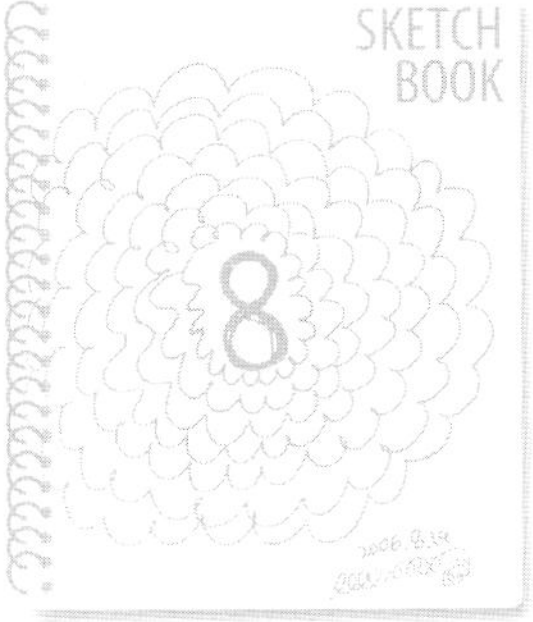

私は、スピリチュアル・ソウルヒーラーとしてさまざまな活動をしています。中でも特に、私自身が4人の子どもの母親であることから、おかあさんや妊婦さん、子どもたちをサポートしたいという思いが強く、赤ちゃんとの胎話士・胎教カウンセラーとして、胎話瞑想教室や胎教カウンセリングなどを積極的におこなっています。

ここでは、みなさんがおなかの赤ちゃんと楽しく「胎話」するにはどうしたらいいか、いつも妊婦さんにお話ししていることを簡単にご紹介したいと思います。

まず大切なのは、「おなかの赤ちゃんと話ができることを否定しない」ということです。けっして理解しなくてもいいのです。ただ「そんなことできるわけがない」と否定しないでください。私たちも、自分の存在を否定されたらつらいですよね。それと同じです。

「もしかしたら、赤ちゃんは話したいことがあるかもしれない」「私も赤ちゃんと話すことができるかもしれない」、そういう思いを大切にすることから、胎話は始まります。

実際におなかの赤ちゃんと話したという人の話を聞くことが、きっかけになることもよくあります。その意味では、この本を読まれたみなさんは、すでに胎話ができる下地ができているといえるでしょう。

おなかの赤ちゃんは、さまざまな方法でおかあさんに話しかけてきます。ノックサイン（キックサインとも言いますが、胎児にキックではなくノックだよと教えられました）はよく知られていますが、ほかにもひらめきのように思いついたり、何かを感じたり、夢の中に出てきたり、もえちゃんのように絵や文章を通してということもあります。


では、具体的な方法をお話ししましょう。

まず、「赤ちゃんとお話できたら何を聞こうかな」と想像したりして、心を楽しく明るい気持ちで満たしましょう。そして、リラックスできる環境を整えましょう。お気に入りの音楽を流したり、香りをたいたりなど、人によって違うと思います。

次に目を閉じて、肩の力を抜き、深呼吸をして（8回ほど）、呼吸を整えます。おなかに手をあて、息を吐くたびに光の管が子宮におりていくような、赤ちゃんとつながるようなイメージをもちましょう。赤ちゃんとの胎話では、呼吸を整え、リラックスするのが何よりも大切です（このため、直接の指導では瞑想から入ります）。

おなかに手をあてたまま、赤ちゃんに「ママとパパのところにきてくれてありがとう」、子宮に「赤ちゃんを守ってくれてありがとう」と感謝の気持ちを伝えます。そして、赤ちゃんに「あなたとお話をしたい」と伝え、数分間ゆったりと呼吸をして気持ちを静かに保ちます。

赤ちゃんとの間でサインを決めます。ノックサインができるならそれがわかりやすいですが（YESなら1回、NOなら0回など）、「ママにわかる方法で伝えてね」と赤ちゃんにまかせてもいいでしょう。

そして「今、話をしてもいい？」と尋ね、赤ちゃんの反応を待ちます。YESなら、お話を始めます。声に出して話しかけても、心の中で語りかけてもよいでしょう。
話をやめるときも、「もうやめてもいい？」と赤ちゃんに尋ね、「ありがとう。またお話ししようね」と、赤ちゃんと子宮に感謝をします。
そして、深呼吸（8回ほど）からだんだんと自分のリズムの呼吸に移り、気持ちがしずまったら目を開け、自分の手足の感覚を感じます。

おなかの赤ちゃんと話すことは難しいことではありません。今まで、直接ご指導させていただいて、胎話ができなかった方は、じつはひとりもいません。

でも、慣れていないと、はじめはなかなかうまくいかないかもしれません。うまくいかなくても、あきらめたり、落ちこんだりしないでくださいね。赤ちゃんからのメッセージを感じられなくても、あなたの思いは赤ちゃんにきっと伝わっていると思います。

おわりに

私が胎児のもえみとコミュニケーションを始めたのは、妊娠25週（7か月）の頃のことです。

きっかけは、友人が借してくれた『胎児との対話』（森野夏海著・アウル企画）という本でした。それには、実際におなかの赤ちゃんとおかあさんが筆談で話をした内容が書かれていました。

そのときは「へぇ～」と思う程度だったのですが、ひと月後、当時1歳半の長男を寝かせ、夫の帰りを待つあいだのひとりの時間に、その話を思い出したのです。

そこで、おなかに向かって「あなた何かかかける？」と聞いてみると、「ぽんぽんぽん」とキックサインがありました。もう一度聞いてみると、

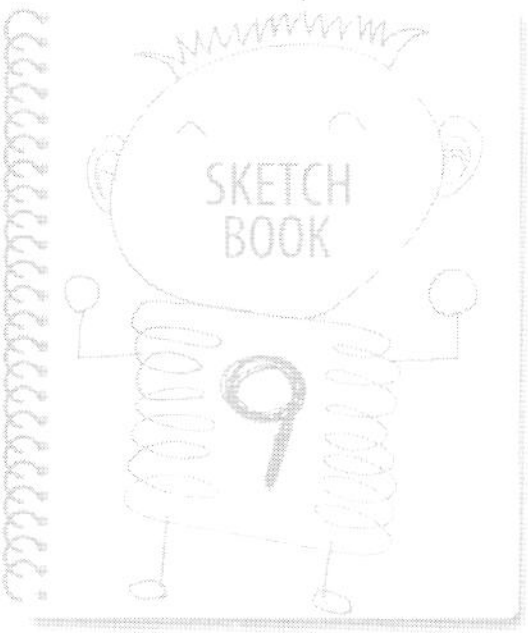

「とんとんとん」とさらに強いサイン。そんなに言うなら私もやってみようと思い、押入れの奥から、会社で使ってあまったからと夫が持ち帰ってきたスケッチブックを引っ張り出してきて、手近にあった青いボールペンを持ちました。

そして、おなかに意識を向けて、「赤ちゃんを感じたい」と強く思いました。

すると、自分の意志とは無関係に、ゆっくりと手が動きだしたのです。はじめはゆっくりと、そしてだんだんスムーズに動くようになり、10分ぐらいで1枚の絵が完成しました。

続いて、次のページをめくって、「この絵は何?」と質問してみました。するとまたもや自然にペンが動き、「む　の　ぬ」と書きました。疑問に思って意味を聞いてみると、今度は「た　ま　し　い」と書きました。自分でも驚きましたが、おなかの子からのメッセージとして素直に受け入れることができました。

その次の日に書いたメッセージで、名前が「もえみ」であること、名前の由来は「世界を花でいっぱいにすること」であることがわかりました。

それから毎日、たいてい夫の帰りを待つひとりの時間に、スケッチブックを開いてペンを手にするようになりました。いつも最初に絵を描いて、それからメッセージを受けとります。時には1日に3枚、4枚と進むこともありました。

回数を重ねるうちに私のバリアが薄くなってきたのか、もえみの意志をはっきりと感じるようになってきて、いろいろな絵が描けるようになってきました。はじめはひと筆の線でぐるぐると描いた絵が多かったのですが(その多くはたましいの絵でした)、くじらやいるかの絵、空にいる赤ちゃんたちの絵、もえみ自身、それから私と夫と長男の絵などもたくさん描いてくれました。

画材も多岐にわたりました。ボールペン1色から、7色のサインペン、クレヨン、色鉛筆、水彩、油絵、パステルと、もえみの希望でいろいろな画材を買いました。油絵の具とパステルははじめて手にしたのですが、おもしろいほどすいすいと描けました。

何を描くか、何色を使うか、すべてはもええみの意志なので、どんな絵になるか完成するまで私にはわかりません。それがまたおもしろくて、学校の授業以外で絵など描いたことがなかった私ですが、すっかり夢中になってしまいました。

はじめは単語や短文でぎこちなかったメッセージも、20日後ぐらいには、手紙のような長い文章で受けとれるようになりました。絵と同じように、ペンを持つだけですらすらと言葉がおりてくるのです。文章を書くのが大の苦手で、メールを書くのにも時間がかかる私ですから、自分の手がよどみなく動くことがとても不思議でした。

もえみは、たましいや命の話、おなかに入る前の赤ちゃんがいる「そら」の話、おなかの赤ちゃんが何を望んでいるかなど、とてもわかりやすく教えてくれました。今してほしいこと、してほしくないこと、してはいけないことなどもはっきりと伝えてきました。話のすべてが新鮮な驚きに満ちていて、興味深く、とても楽しいひとときでした。

そうして絵と言葉でもえみからのメッセージを受けとり、対話する毎日が続きました。自分ではこんな絵や文章がかけるわけはないと私自身はよく知っているので、もえみからのメッセージだと信じて疑いませんでした。それでも時々ふと、すべては、私自身が無意識につくりだした幻想なのではないかという不安がよぎることがありました。

そんなことを考えていると、必ず「ママ、もえを信じてね」というメッセージがくるので、次第に「あまり深く考えないで、もえみとの対話を楽しもう」と思うようになりました。

こうして描いた絵やメッセージは、もちろん、夫や長男にも見せました。夫は最初、半信半疑だったものの、「本人が楽しそうだからいいか」と思うようになったようです。

長男はまだ生まれない妹のことがどんどん大好きになって、スケッチブックを開いては「もえたん、もえたん」と片言で呼びかけていました。

妊娠期のトラブルを、もえみとふたりで乗り越えたこともありました。30週の検診時に、突然「切迫早産なので入院してください」と言われたのです。

じつは長男のときも同じ時期に切迫早産で1か月入院し、24時間点滴を受けながらほぼ寝たきりの生活で、とてもつらい思いをしたのです。さらに、退院してすぐの出産だったため、体力が落ちていたからか、産後の肥立ちも悪かったので、入院だけは避けたいという思いがありました。

その日の夜、もえみはこんなメッセージをくれました。

「だいじょうぶだよ。ママ、泣かないで。心配いらないよ。ママはもえと話ができるから、もえがうまれそうなときはいうからだいじょうぶだよ。ママ泣かないで。ママならだいじょうぶだよ。」

このメッセージに励まされ、田舎からおばあちゃんに交代で手伝いにきてもらうことで、入院はしないですむことになりました。そして、なんとか自宅でもちこたえることができました。

35週の頃、友人が仲立ちをしてくれて、胎内記憶の研究をして本も何冊も出してらっしゃる産婦人科医の池川明先生に、もえみの絵を見ていただくことができました。

その後、もえみが「先生に会いたい」というのでメールを差し上げたところ、先生がわが家まで足を運んでくださったのです。胎話士の未来見基さんも同席してくださいました。

もえみは、おふたりに「赤ちゃんはおかあさんと話したがっている」「本を出して、たくさんのおかあさんに赤ちゃんとお話ができることをおしえてあげて」「すべての赤ちゃんはおかあさんと話ができるのに、おかあさんのバリアや常識がそれをじゃましているんだよ」とメッセージを送りました。

池川先生も共感してくださり、先生のご尽力で、出版が実現することになったのです。

毎日毎日描きつづけたスケッチブックも10冊をこえました。そして39週と1日目の朝、もえみはやってきました。

もえみに言われたとおりにバースプランを書き、陣痛ののりきり方や注意点などについても教えてもらっていたので、つらい陣痛がきてから1時間弱でするりと産まれてきました。ほとんど痛みはありませんでした。

3160グラムの女の子。名前はもちろん「もえみ」とつけました。

産まれてきたもえみを抱いていると、とても不思議な気持ちがしました。この3か月間、一緒に絵を描き、メッセージを受けとっていたので、へその緒はなくなっても「つながっている」と感じられました。

そして、産まれたばかりの赤ちゃんなのに、たくさんのことを共有できる尊敬すべき同士であるとも思えました。

この妊娠を通して、私は本当にたくさんのことを学びました。

おなかの中の赤ちゃんたちは、さまざまな手段でおかあさんに語りかけ、コミュニケーションをとろうとしています。もえみは絵と文字を通してでしたが、胎動や、おかあさんの思考に直接働きかけようとする子もいるでしょう。

おかあさんの好みが変わったり、なんとなく赤ちゃんがこうしてほしいと言っている気がするといったインスピレーションも、じつは赤ちゃんからのメッセージかもしれません。

それを受けとるか受けとらないかは、おかあさんの自由です。でも、素直に受けとってコミュニケーションができるようになると、毎日がとても楽しくなるのではないでしょうか。

赤ちゃんはみな、おかあさんとお話ししたがっています。どうか、赤ちゃんのメッセージに心を傾けてみてください。

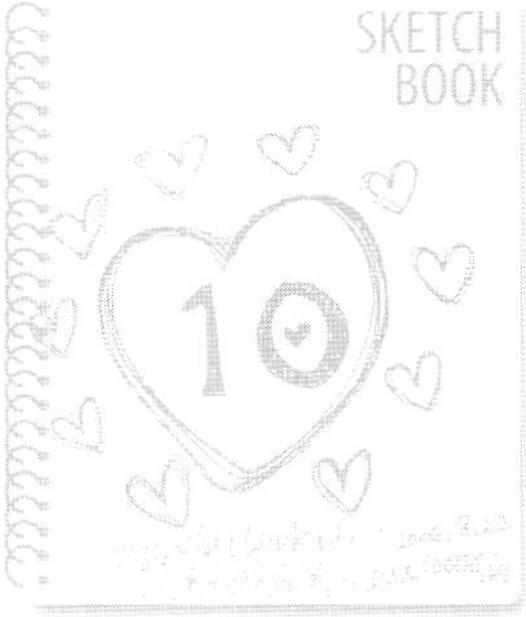

ママと、生まれるまえからお話できたよ。

著者　せのおまさこ・もえみ

発行　株式会社二見書房
〒101-0061 東京都千代田区三崎町 2-18-11
電話 03(3515)2301
FAX 03(5212)2311
振替 00170-4-2639

印刷製本　図書印刷株式会社

ISBN 978-4-576-07035-3

好評既刊

天国郵便局より　おとうさん、おかあさんへ

鮫島浩二＝著

『わたしがあなたを選びました』の産婦人科医が贈る、誕生死の悲しみを癒す絵本

おぼえているよ。ママのおなかにいたときのこと

池川 明＝著

胎内記憶がある子53%…子どもたちの不思議な記憶の言葉集

ママのおなかをえらんできたよ。

池川 明＝著

ママとパパをどうやって選んだか…子どもたちが話してくれた不思議な記憶の世界

雲の上でママをみていたときのこと。

池川 明＝著

おなかに宿る前の記憶からわかってきた、不思議な命の世界

ママ、さよなら。ありがとう

〜天使になった赤ちゃんからのメッセージ〜

池川 明＝著

赤ちゃんはみなママとパパへのプレゼントを携えてくる…温かな命の世界

ママのおなかをえらんだわけは…。

池川 明＝著

生まれるとき、生まれるまえ、雲の上にいたとき、さよならのとき

だから、生まれてきた。〜赤ちゃんの伝言〜

宇佐美百合子＝著

ベストセラー作家が贈る、赤ちゃんとママがしあわせになる16のメッセージ